Monika Fingado
Therapeutische Wickel und Kompressen

Monika Fingado

Therapeutische Wickel und Kompressen

Handbuch aus der Ita Wegman Klinik

Natura Verlag

Die Vorarbeiten für dieses Buch erfolgten in einer Arbeitsgruppe, in der folgende Krankenschwestern der Ita Wegman Klinik beteiligt waren:
Anette Beisswenger, Monika Fingado, Elisabeth Gold, Brigitte Greve, Gisela Hager, Christiane Radlingmayr, Mechthild Renz, Marianne Scheurer, Silvia Stöckler.

Besuchen Sie die Homepage der Ita Wegman Klinik: www.klinik-arlesheim.ch

www.goetheanum-verlag.ch

Illustrationen und Pflanzenzeichnungen von Gabriela de Carvalho
Umschlaggestaltung von Wolfgang Schildt, Berlin, nach einem Entwurf von Gabriela de Carvalho

7. Auflage 2024
1. Auflage 2001

Satz: Höpcke, Hamburg (nach einer Vorlage von Heiko Hanekop)
Druck und Bindung: Jelgavas Tipogrāfija, Jelgava, Lettland
ISBN 978-3-7235-1127-5

Inhalt

Vorwort

«Die Pflanze gleicht den eigensinnigen Menschen, von denen man alles erhalten kann, wenn man sie nach ihrer Art behandelt.»
(J. W. von Goethe, aus «Die Wahlverwandtschaften»)

Durch die äußerliche Anwendung von pflanzlichen Substanzen in Form einer Kompresse oder eines Wickels können wir die unterschiedlichsten Wirkungen erreichen, entspannend oder schmerzstillend, aktivierend oder die Selbstheilungskräfte anregend und vieles andere mehr. Damit diese Heilwirkungen zum Vorschein kommen können, müssen wir jede Pflanze im Sinne von Goethe in ihrer Eigenart erfassen und in einer ihr gemäßen Art anwenden. Ein Sauerklee, der im waldigen Halbschatten wächst, möchte anders behandelt werden als eine sonne- und lichtliebende Kamille – er könnte in der intensiven Wärme einer heißen Kamille-Kompresse seine Wirksamkeit nicht entfalten.

Aus der anthroposophischen Natur- und Menschenerkenntnis ergeben sich Wege zum Verständnis der Pflanze und ihrer Wirkungen sowie für Heilsubstanzen aus dem mineralischen und tierischen Bereich. Wenn wir diese Wirkungen kennen und Wickel und Kompressen aus dieser Kenntnis heraus sachgerecht durchführen und gezielt einsetzen, dann können sie echte Dienste zur Gesundung des Patienten leisten in der ursprünglichen Bedeutung des griechischen Wortes *Therapeia* = Dienst, Pflege.

Dieses Wickel-Handbuch möchte dazu helfen.

Es ist entstanden aus einem internen Arbeitsbuch, in dem Erfahrungen zusammengefasst wurden, die Pflegende und Ärzte in der Ita Wegman Klinik über Jahre hinweg mit Wickeln und Kompressen sammeln konnten. Äußere Anwendungen stellen bei uns einen wichtigen Bestandteil der pflegerischen Tätigkeit dar. Durch unsere Erfahrung und Beobachtungsmöglichkeiten direkt am Patienten sind wir Pflegende aufgefordert, eine immer größere Fachkompetenz und Selbständigkeit zu erreichen, um in Zusammenarbeit mit den Ärzten Wickel und Kompressen immer gezielter und therapeutischer einzusetzen.

Im Umgang mit diesen Behandlungen können immer wieder neue Entdeckungen und Fragen entstehen. In diesem Sinne ist dieses Buch noch lange nicht fertig und möchte alle Benutzer zu einem forschenden Entdecken einladen.

Wichtige Grundlagen

Der Unterschied zwischen einer Kompresse und einem Wickel besteht darin, dass bei einer **Kompresse** nur eine bestimmte Körperstelle, z. B. ein Organgebiet, mit der heilsamen Substanz bedeckt wird, bei einem **Wickel** dagegen ein Körperteil ringsum damit behandelt wird. Bei beinahe allen Kompressen und Wickeln wird um den behandelten Körperteil ein umhüllendes Tuch gewickelt.

Möglichkeiten und Grenzen

Viele dieser Anwendungen können in einer häuslichen Pflegesituation eine große Hilfe sein und zum Teil vom Patienten selbst durchgeführt werden. Um verantwortlich mit ihnen umgehen zu können, müssen ihre Wirkungs-Möglichkeiten, aber auch ihre Grenzen gut gekannt werden. Sie können **keinen Arzt ersetzen**. Er muss unbedingt hinzugezogen werden, wenn die Ursache der Beschwerden unklar ist oder sie nach einer Anwendung nicht abklingen. Begleitend zu anderen therapeutischen Maßnahmen können sie auch bei der Behandlung akuter, sogar lebensbedrohlicher Krankheiten eine wichtige unterstützende Therapieform darstellen.

Fragestellung an den Patienten

Jede Äußere Anwendung kann wie eine Frage an den Patienten betrachtet werden, auf die er durch seine Reaktion auf körperlicher, aber auch auf seelisch-geistiger Ebene eine individuelle Antwort gibt.

Wenn ich als Ausführende in mir ein Bild der Substanz und ihrer Kräfte entwickeln kann, dann werde ich diese Fragestellung wacher begleiten, die Wirkungen am Patienten besser wahrnehmen und daraus wiederum noch gezielter handeln können.

Eine Kompresse kann den individuellen Bedürfnissen und Erlebnissen des Patienten in Bezug auf Dauer, Temperatur und Stärke ein Stück weit angepasst werden, doch darf dadurch nicht die grundsätzliche Wirkungsmöglichkeit einer Substanz oder Anwendungsart verhindert werden. Wenn ein Patient eine Kamillen-Kompresse, die so heiß wie möglich angelegt werden sollte, nur körperwarm erträgt, kann sie nicht richtig wirksam werden. Falls auch bei einem nächsten Mal die Temperatur nicht gesteigert werden kann, muss die Fragestellung geändert, d. h. eine andere Substanz oder Anwendungsart für ihn gefunden werden.

Antwort des Patienten

Eine vollständige Antwort darf nicht zu früh erwartet werden. So kann eine Schafgarbe-Leberkompresse auch noch Stunden später die unterschiedlichsten «Nebenwirkungen» auslösen: eine angeregte Wachheit oder eine tiefe Müdigkeit, Heißhunger, Durst oder vermehrte Urinausscheidung. Vielleicht kommt der Mensch durch diese intensive Wärmeanwendung ganz zu sich, so dass der Organismus sich «zu Wort melden» und etwas ganz Individuelles aus seinem Innersten, ein verborgenes Bedürfnis oder Gefühl, zum Vorschein kommen kann. Gerade auf diese Wirkungen gilt es aufmerksam und dafür wach zu werden, da sie viel aussagen können über den momentanen Zustand eines Patienten.

Manche Patienten können sehr differenziert über die von ihnen erlebten Wirkungen berichten, bei anderen ist von uns ein waches Wahrnehmen gefordert. Dies ist besonders wichtig bei erstmalig durchgeführten Anwendungen.

Vorbereitung von Patient und Umgebung

Damit der Patient auf die Frage vorbereitet ist, muss er über den Ablauf und das Ziel der Anwendung informiert werden und – wie bei jeder Therapie – bereit sein, sich darauf einzulassen.

Vor jeder Anwendung sollte er zur Toilette gehen und bequeme Kleidung anziehen. Das Zimmer wird nochmals gelüftet und dafür gesorgt, dass Störungen und Ablenkungen durch äußere Einflüsse, z. B. Telefonanrufe oder Gespräche, Radio, Lärm oder direktes Sonnenlicht, vermieden werden. Wir hängen deshalb ein Schild «Wickel – bitte nicht stören» an die Zimmertüre.

Je nach räumlichen Gegebenheiten und Situation des Patienten erfolgt die Vorbereitung der Tücher und Zutaten für einen Wickel oder eine Kompresse bei ihm im Zimmer oder in einem nahegelegenen Raum. Wichtig ist, dass um ihn herum keine unnötige Unruhe entsteht, doch kann es gut sein, wenn er sieht, wie ein Tee über das Tuch gegossen wird, oder er den Duft einer aufgeschnittenen Zitrone einatmen kann. In den Beschreibungen im Hauptteil gehe ich davon aus, dass beispielsweise bereits das Tränken des Innentuches in seiner unmittelbaren Nähe durchgeführt wird, andernfalls muss es – wie auf Seite 22 beschrieben – in einer Wärmflasche warmgehalten werden.

Nach dem Anlegen eines Wickels oder einer Kompresse werden die Kleidungsstücke des Patienten wieder glatt über die Wickeltücher gezogen, so dass er bequem liegen kann, und er wird bis über die Schultern gleichmäßig zugedeckt. Warme Füße sind zum Entspannen eine ganz wichtige Voraussetzung. Eine zusätzliche heiße Wärmflasche an den Füßen ist jedoch keine ideale Lösung, da dadurch die «Aufmerksamkeit des Körpers» gleichzeitig auf verschiedene Stellen gelenkt wird. Besser wäre, das Bettende bereits vorher mit einer Wärmflasche vorzuwärmen oder beispielsweise durch Strümpfe für warme Füße zu sorgen.

Um während einer Anwendung entspannt auf dem Rücken liegen zu können, ist – besonders bei Bauchbeschwerden – manchmal eine Rolle oder ein Kissen unter den Knien hilfreich. Bei vielen Wickeln und Kompressen kann sich der Patient auch auf die Seite drehen, falls er das möchte.

Zeit und Rhythmus

Nach dem Abnehmen eines Wickels oder einer Kompresse ist eine Nachruhe unbedingt nötig, damit der Organismus antworten kann. Auch in dieser Zeit sollten alle Störungen vermieden werden. Für eine Kompresse oder einen Wickel muss deshalb genügend Zeit im Tagesablauf eines Patienten eingeplant werden, und auch im Anschluss daran ist es oft gut, wenn der weitere Tag mit etwas Ruhe angegangen werden kann.

Bis auf ganz wenige Ausnahmen, z. B. ein Senffußbad bei Kopfschmerzen, können diese Anwendungen erst durch eine mehrmalige Durchführung ihre volle Wirkung entfalten, da der Organismus auf die wiederholte Frage immer besser und differenzierter zu antworten lernt.

«Rhythmus trägt Leben», antwortete R. Steiner auf die Frage nach dem Wesen des Lebens. Es ist anzustreben, dass regelmäßig durchgeführte Behandlungen immer zu der gleichen Tageszeit stattfinden können, damit ein Rhythmus im Tageslauf entsteht.

Ebenso wie zu jeder rhythmischen Tätigkeit eine Pause gehört, legen wir auch bei Wickeln und Kompressen einen Ruhetag innerhalb der Woche ein. Am darauffolgenden Tag kann dadurch wieder ein Neubeginn erlebt werden, und sie werden nicht einfach nur Gewohnheit.

Nach 4 oder spätestens nach 8 Wochen sollte eine Äußere Anwendung abgesetzt werden, je nach Situation kann nach einer Pause wieder damit begonnen werden. Die aufbauenden Lebenskräfte – und die Selbstheilungskräfte gehören dazu – verlaufen in vierwöchigen Rhythmen; indem wir diesen Rhythmus in der Therapielänge berücksichtigen, unterstützen wir diese Selbstheilungskräfte.

Wärme

Wärme spielt bei beinahe allen unseren Anwendungen eine zentrale Rolle. Wärme, die alles durchdringen und in Bewegung bringen kann, ist eine Voraussetzung für jede Entwicklung und Gesundung. Nur wenn wir uns für etwas seelisch erwärmen, fühlen wir uns im Innersten angesprochen und können aktiv werden.

Je nach Substanz stehen uns völlig unterschiedliche Wärmequalitäten zur Verfügung: Mit einem Ölwickel erzeugen wir eine sanft umhüllende, mit einer Senfkompresse dagegen eine beinahe aggressive Wärmewirkung, und durch eine feucht-heiße Kompresse setzen wir einen intensiven Wärmeimpuls. Dabei wird jedes Mal, wenn wir an einer Stelle des Körpers wärmend oder kühlend einwirken, der ganze Organismus angesprochen und beteiligt.

Beim Anlegen einer Anwendung achten wir deshalb immer darauf, dass wir den Patienten nicht zu lange oder unnötig aufdecken, er während der Anwendung gleichmäßig durchwärmt ist und die entstandene Wärme im Anschluss daran langsam ausklingen kann.

Benötigtes Material

Tücher aus einer saugfähigen, atmungsaktiven und weichen Stoffqualität, möglichst ohne Kunstfaseranteil, sind eine wichtige Voraussetzung für wirksame Wickel oder Kompressen. In unserer Klinik haben wir für viele Anwendungen speziell angefertigte Wickeltücher, doch können selbstverständlich auch Geschirr- oder Handtücher, Frotteetücher oder ein Stück Baumwollstoff, z. B. aus alter Bettwäsche, verwendet werden. Für ein wollenes Außentuch kann ein Wollschal oder ein Stück aus einer Decke oder einem Pullover benutzt werden.

Innentuch

Dieses kann aus Baumwolle, Leinen oder Bourettseide bestehen.

Für **feuchte Wickel und Kompressen** wird das Innentuch mehrlagig auf die erforderliche Auflagegröße zusammengelegt, so dass es genügend Flüssigkeit aufsaugen kann und nicht so schnell auskühlt.

Wir verwenden meist ein Baumwolltuch, das etwa 40 × 120 cm groß ist. Für viele Kompressen, z. B. auf den Bauch, die Leber- oder Nierengegend, legen wir es auf 20 × 30 cm zusammen, es besteht dann aus 8 Stofflagen. Wenn es der Länge nach halbiert wird, eignet es sich für einen Leib-, Brust- oder Wadenwickel.

Für **kleinere Anwendungen**, z. B. eine Herzkompresse oder einen Pulswickel, kann ein Waschlappen oder eine Baumwoll-Windel benutzt werden.

Für **Senfwickel und größere Senfkompressen** benutzen wir ein «Senftuch» in der Größe von 30 × 120 cm. Dieses ist wie eine Tasche von oben und unten eingeschlagen und an den Seiten zugenäht, damit kein Senfpulver herausfällt. Es kann jedoch auch ein gewöhnliches, ausreichend großes Baumwolltuch verwendet werden.

Für **Kompressen auf die Brustdrüse** nehmen wir ein zusammengenähtes ovales Brusttuch aus mehrlagigem Baumwollstoff, das die ganze Brustdrüse bedeckt und eine Aussparung für die Brustwarze hat.

Für **Öllappen, Salbenlappen, Kataplasmen (Breiumschläge) und andere Auflagen** wird ein Baumwollstoff, z. B. aus alter Bettwäsche, in der erforderlichen Größe verwendet.

Wringtuch

Für eine feucht-heiße Anwendung wird ein Wringtuch zum Auswringen des Innentuches benötigt. Dieses ist an jedem Ende mindestens 10–15 cm größer als das Innentuch. Geeignet ist z. B. ein Geschirrtuch aus festem Stoff.

Außentuch

Bis auf sehr wenige Ausnahmen wird um den behandelten Körperteil ein Außentuch gewickelt. Es ist lang genug, um diesen Körperteil großzügig zu umschließen, und überragt das Innentuch nach oben und unten um 4 – 5 cm. Dieses Tuch besteht aus einem hautfreundlichen und warmen Material.

Für **feuchte Anwendungen**, z. B. mit einem Tee oder einer Essenz, bei denen die Wärme möglichst lange gehalten werden soll, verwenden wir **Wolle**. Diese wärmt besonders gut, weil sie viel Flüssigkeit aufnehmen kann, ohne selbst feucht zu werden; dadurch entsteht weniger Verdunstungskälte.

Wenn kein Wollstoff zur Verfügung steht, kann ein möglichst dicker, weicher Flanell-, Molton- oder Barchentstoff oder ein Frotteetuch verwendet werden.

Für **Quark- und Senfanwendungen** nehmen wir als Außentuch ein Frotteetuch, da Wolle durch das austretende Senfwasser oder die Quarkmolke hart, verfärbt und unangenehm riechend wird.

Für **Salben- oder Öllappen und andere Auflagen,** z. B. mit Heilerde, Zitronenscheiben u. Ä., verwenden wir einen Flanell- oder Baumwollstoff.

Zwischentuch

Da ein wollenes Außentuch kratzen kann, bedecken wir es mit einem Zwischentuch aus Baumwolle.

Ruhetuch

Im Anschluss an manche Anwendungen wird der behandelte Körperteil mit einem Ruhetuch aus einem leichten und weichen Stoff umhüllt, um ein zu rasches Abkühlen zu verhindern. Dazu eignet sich ein Flanell- oder Moltontuch.

Zum Befestigen

Je nach Körperstelle und verwendeter Substanz wird zum Befestigen eines Salbenlappens, Öllappens oder anderer Auflagen ein baumwollenes Außentuch, ein gut anliegendes Kleidungsstück (z. B. ein Unterhemd, Mütze oder Stirnband) oder eine elastische Binde verwendet.

Wärmflasche

Bei sehr vielen Anwendungen wird eine Wärmflasche benötigt. Bei feucht-heißen oder warmen Anwendungen ist darauf zu achten, dass sie das Innentuch vollständig bedeckt. Damit sie gut am Körper anliegt und wärmen kann, sollte sie aus einem weichen und glatten Gummi bestehen und außerdem nur flach gefüllt und luftleer verschlossen sein.

Aus hygienischen Gründen geben wir eine Wärmflasche immer in einem **Stoffbezug** aus einem weichen Flanellstoff zum Patienten; so muss sie nicht nach jedem Gebrauch abgewaschen oder desinfiziert werden. Außerdem fühlt sich der Stoffbezug angenehmer an als das Gummi.

Bettschutz

Ein Bettschutz ist nur bei wenigen Anwendungen nötig, z. B. bei Fieberwadenwickeln oder bei Anwendungen mit Senf, Quark oder Heilerde. Geeignet ist eine Moltex-Unterlage, ein Bettgummi oder ein dickes Frotteetuch, evtl. mit einer großen, aufgeschnittenen Plastiktüte darunter.

Andere Utensilien

Für manche Anwendungen wird eine **Schüssel, ein Spatel oder ein Messer, Reibe oder Brettchen** und anderes benötigt; dies wird bei den folgenden Beschreibungen im Einzelnen aufgeführt. Nach Gebrauch mit einem Spülmittel oder einer neutralen Schmierseife reinigen.

Die verwendeten **Tees, Salben oder Öle** können in vielen Apotheken oder Drogerien bezogen werden, ebenfalls **Binden, Watte, Mullkompressen oder -gaze** u. a.

Größen- und Mengenangaben

Die im Hauptteil angegebenen Maße sind **Richtgrößen**, die für einen durchschnittlich großen Erwachsenen gelten.

Für die bei uns verwendeten Innentücher genügen 300 ml eines Tees oder einer Essenz-Mischung, um dieses ausreichend zu tränken.

Zum **Abmessen** einer Essenz-Menge eignet sich ein Teelöffel (5 ml) oder ein Esslöffel (10 ml), ein kleiner Messdeckel oder -löffel, ein Medikamentengläschen oder eine Spritze, oder ein Flaschendeckel. Ein Deckel der meist üblichen 100-ml- und 200-ml-Flaschen fasst 6 ml, das einer 50-ml-Flasche 4 ml.

Feucht-heiße und feucht-warme Kompressen und Wickel

Feucht-heiße Wickel und Kompressen gehören zu den am häufigsten durchgeführten Äußeren Anwendungen. Bei dieser Anwendungsform wird das mit der Flüssigkeit getränkte Innentuch **so heiß wie möglich** auf den Körper aufgelegt. Damit dies möglich ist, sind bei der Vorbereitung und Durchführung einige Punkte zu beachten; es folgt deshalb eine ausführliche Beschreibung der dabei anzuwendenden Wickel-Technik.

Bei feucht-warmen Anwendungen wird kein Wringtuch benötigt; sonst gilt für die Vorbereitung und Durchführung das Gleiche wie bei feucht-heißen Anwendungen.

Wirkung

Die **intensive Wärme** des heißen Innentuches wirkt gefäßerweiternd und durchblutungsanregend, entspannend und krampflösend. Eine feucht-heiße Anwendung, die nur mit heißem Wasser durchgeführt wird, hat also bereits schon eine wohltuende Wirkung.

Durch die Wahl eines bestimmten Tees, einer Essenz, Zitronenlösung oder einer anderen Mischung kann diese allgemeine Wärmewirkung noch in eine gezielte therapeutische Richtung gelenkt werden.

Leber-, Bauch- oder Nierenkompresse

Vorbereitung der Tücher

Das **Innentuch** auf die benötigte Größe zusammenfalten, einrollen und auf das Wringtuch legen. Dieses soll das Innentuch an jedem Ende um mindestens 10–15 cm überragen.

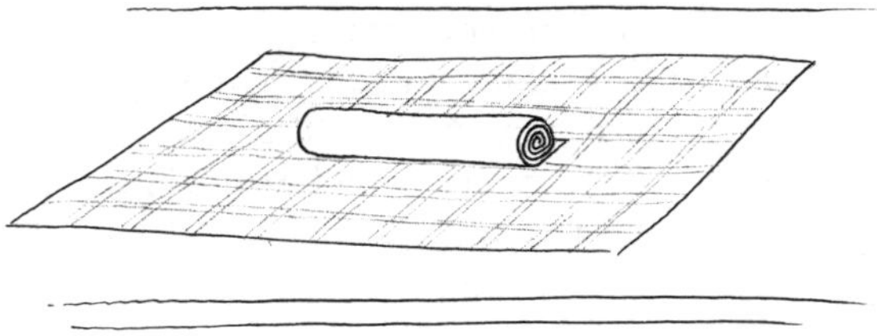

Das Innentuch in das Wringtuch einrollen.

Das **Außentuch** von den Seiten aus zur Mitte hin einrollen. Wird ein Wolltuch mit einem Zwischentuch aus Baumwolle verwendet, werden beide Tücher aufeinandergelegt und gemeinsam zur Mitte hin eingerollt.

In die Mitte des Tuches eine heiße Wärmflasche legen, um es **vorzuwärmen**.

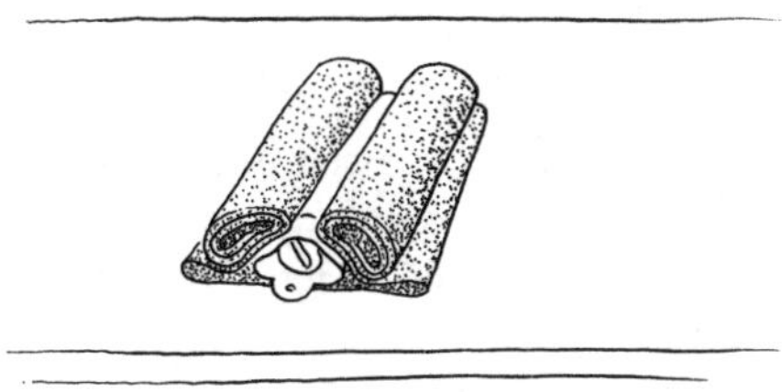

Tränken des Innentuches

Das Wringtuch mit dem darin eingerollten Innentuch in einer flachen Schüssel mit dem heißen Tee übergießen. Oder in der Schüssel die erforderliche Mischung einer Lösung zubereiten und die Tücher darin tränken.

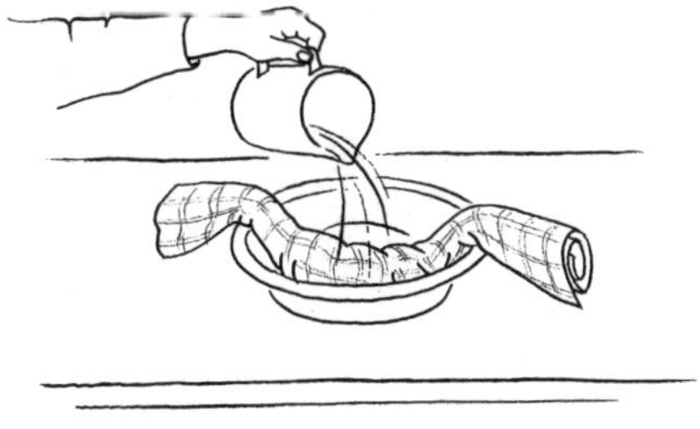

Dabei darauf achten, dass die «leeren» Enden des Wringtuches **trocken bleiben**, so dass sie zum Auswringen angefasst werden können.

Auswringen des Innentuches

Das feuchte Innentuch kann umso heißer aufgelegt werden, je gründlicher es ausgewrungen wurde, da trockene Hitze besser ertragen werden kann als feuchte. Außerdem entsteht weniger Verdunstungskälte, und es bleibt dadurch länger warm. Wer sehr hitzeempfindliche Hände hat, kann zum besseren Auswringen Haushaltshandschuhe aus Gummi anziehen.

Wenn diese Vorbereitung nicht im Patientenzimmer geschieht und das heiße Innentuch auf dem Weg zum Patienten zu viel Wärme verlieren könnte, wird es in die zusammengeklappte Wärmflasche in dem Außentuch gelegt und so als ein kompaktes Päckchen zu dem Patienten gebracht.

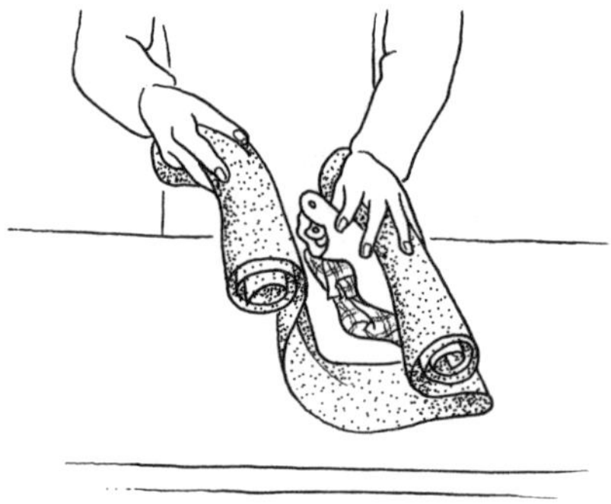

Anlegen einer Bauch- oder Leberkompresse

Den Patienten aufsitzen lassen und seinen Oberkörper freimachen von Kleidungsstücken, damit diese nicht feucht werden vom Innentuch oder beim anschließenden Umwickeln zwischen das Außentuch kommen.

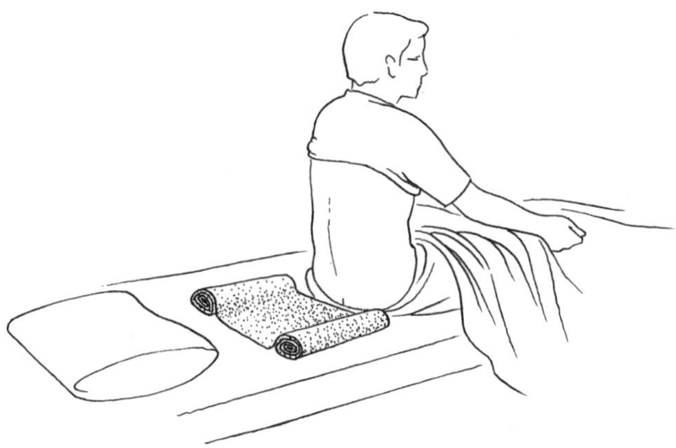

Das Außentuch auf Rückenbreite ausrollen und hinter ihn legen. Den Patienten zurückliegen lassen.

Um das Innentuch so rasch und heiß wie möglich auflegen zu können, wird es unmittelbar nach dem Auspacken aus dem Wringtuch über den Bauch oder die Lebergegend gehalten und zart an die Haut angetupft; auf diese Weise kann der Patient durch den Dampf und die leichte Berührung bereits **auf die Hitze vorbereitet** werden, und er kann besser abschätzen, wann das heiße Tuch aufgelegt werden kann. Den Zeitpunkt, wann das möglich ist, bestimmt der Patient.

Das Innentuch anlegen und sofort mit dem Außentuch bedecken, damit es nicht weiter auskühlt.

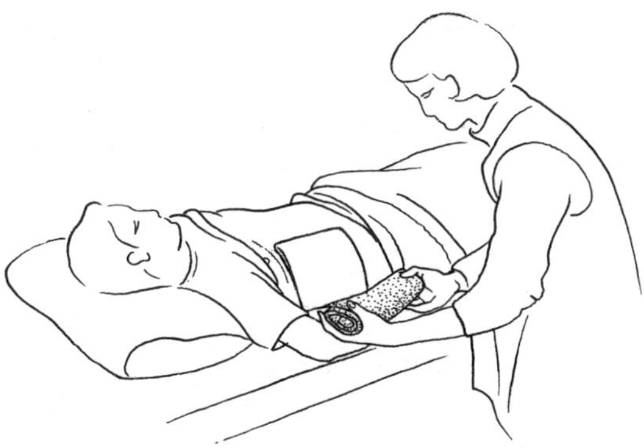

Leberkompresse

Das Außentuch glatt und straff zusammenstecken – ohne abstehende Falten am Rand, die wie abkühlende Luftlöcher wirken. Den Patienten nochmals aufsitzen lassen, um seine Kleidungsstücke zu ordnen.

Auf den Innentuchbereich eine heiße, dünn gefüllte **Wärmflasche** legen, die die gesamte Fläche des Innentuches bedeckt und am Abkühlen hindert.

Patienten mit Bauchbeschwerden evtl. ein Kissen oder eine Rolle unter die Knie geben, damit die Bauchmuskulatur entspannt ist.

Anlegen einer Nierenkompresse

Den Patienten aufsitzen lassen und seinen Oberkörper freimachen von Kleidungsstücken, damit diese nicht feucht werden vom Innentuch oder beim anschließenden Umwickeln zwischen das Außentuch kommen.

Das Außentuch auf Rückenbreite ausrollen und hinter ihn legen. Das Innentuch unmittelbar nach dem Auspacken aus dem Wringtuch auf das Außentuch legen.

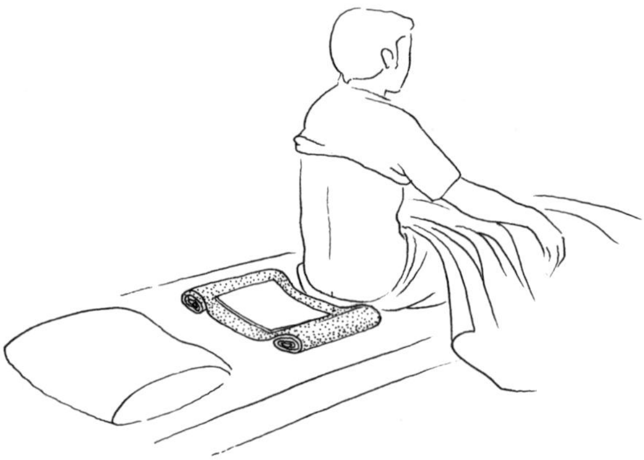

Um das Innentuch so heiß wie möglich auflegen zu können, wird es zusammen mit dem Außentuch in die Nähe der Nierengegend gehalten und zart an die Haut angetupft; auf diese Weise kann der Patient durch den Dampf und die leichte Berührung bereits **auf die Hitze vorbereitet** werden, und er kann besser abschätzen, wann der richtige Zeitpunkt zum Auflegen gekommen ist.

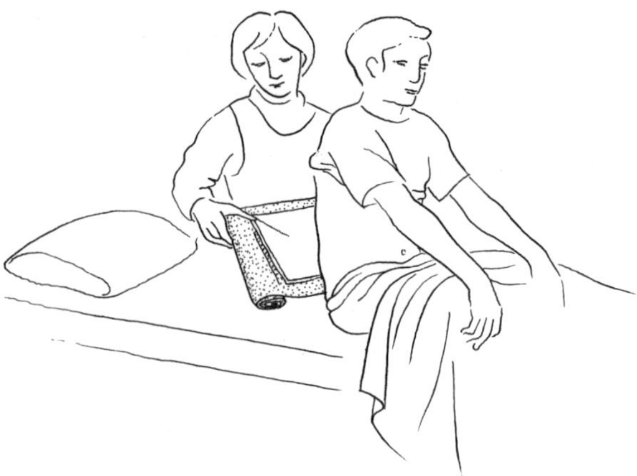

Das Innentuch zusammen mit dem Außentuch anlegen und den Patienten zurückliegen lassen. Das Außentuch glatt und straff zusammenstecken – ohne abstehende Falten am Rand, die wie abkühlende Luftlöcher wirken. Den Patienten nochmals aufsitzen lassen, um seine Kleidungsstücke zu ordnen.

Falls Wärmflaschen benötigt werden, unter den Nierenbereich von jeder Seite aus je eine flach gefüllte Wärmflasche in der angegebenen Temperatur legen; die Wirbelsäule bleibt frei.

Patienten mit einem starken Hohlkreuz evtl. ein kleines Kissen unter den Rücken geben, damit das feuchte Innentuch im Rückenbereich gut anliegt und keine kalte Luft dazwischenkommt.

Nachbereitung

Das feuchte Innentuch und das Außentuch entfernen, den Patienten rasch wieder zudecken und evtl. noch mit der Wärmflasche **nachruhen** lassen. Auf diese Weise wird die intensive Wärme, die durch die Anwendung entstanden ist, nicht sofort verfliegen, und die Behandlung klingt langsam aus.

Das Innentuch mit warmem Wasser ausspülen, auswringen und alle Tücher luftig zum Trocknen aufhängen. Die Tücher können mehrmals verwendet werden; bei Bedarf werden sie ausgewechselt und gründlich gewaschen.

Leib- oder Brustwickel

Ein Wickel wird **am besten zu zweit angelegt**, da die große und relativ dünne Fläche des feuchten Innentuches sehr schnell auskühlt. Wird ein Wickel nicht wirklich gleichmäßig heiß angelegt, wird er vom Patienten als unangenehm erlebt, und das Gegenteil der gewünschten Wirkung tritt ein! Eine gute Vorbereitung und rasche Durchführung ist deshalb ganz besonders wichtig.

Vorbereitung der Tücher

Das **Innentuch** auf die passende Breite zusammenlegen, von beiden Seiten aus zur Mitte hin einrollen und auf das Wringtuch legen. Dieses soll das Innentuch an jedem Ende um mindestens 10–15 cm überragen.

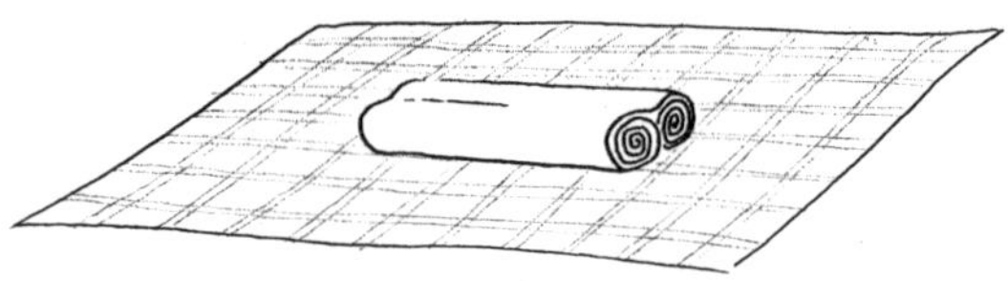

Das Innentuch in das Wringtuch einrollen.

Das **Außentuch** von den Seiten aus zur Mitte hin einrollen. Wird ein Wolltuch mit einem Zwischentuch aus Baumwolle verwendet, werden beide Tücher aufeinandergelegt und gemeinsam zur Mitte hin eingerollt.

In die Mitte des Tuches eine heiße Wärmflasche legen, um es **vorzuwärmen**.

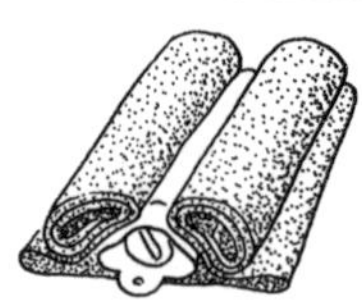

Tränken des Innentuches

Das Wringtuch mit dem darin eingerollten Innentuch in einer flachen Schüssel mit dem heißen Tee übergießen. Oder in der Schüssel die erforderliche Mischung einer Lösung zubereiten und die Tücher darin tränken.

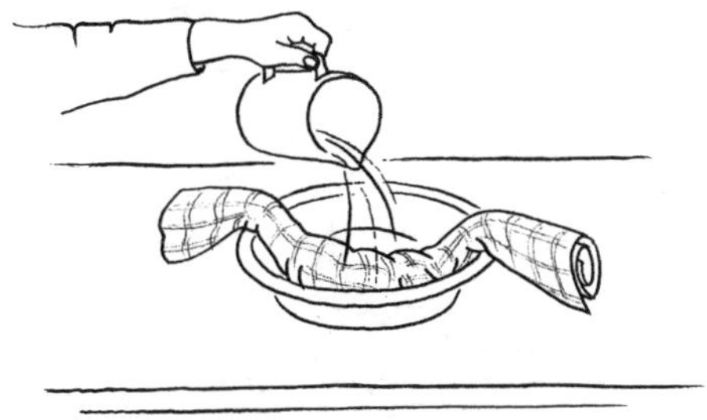

Dabei darauf achten, dass die «leeren» Enden des Wringtuches **trocken bleiben**, so dass sie zum Auswringen angefasst werden können.

Auswringen des Innentuches

Das feuchte Innentuch kann umso heißer aufgelegt werden, je gründlicher es ausgewrungen wurde, da trockene Hitze besser ertragen werden kann als feuchte. Außerdem entsteht weniger Verdunstungskälte, und es bleibt dadurch länger warm. Wer sehr hitzeempfindliche Hände hat, kann zum besseren Auswringen Haushaltshandschuhe aus Gummi anziehen.

Wenn diese Vorbereitung nicht im Patientenzimmer geschieht und das heiße Innentuch auf dem Weg zum Patienten zu viel Wärme verlieren könnte, wird es in die zusammengeklappte Wärmflasche in dem Außentuch gelegt und so als ein kompaktes Päckchen zu dem Patienten gebracht.

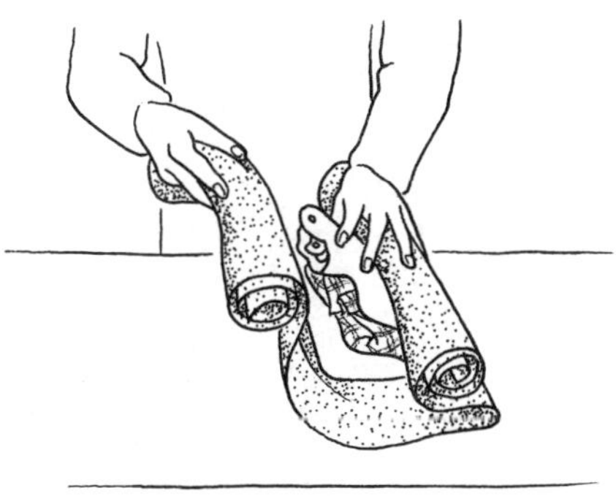

Anlegen eines Leib- oder Brustwickels

Den Patienten aufsitzen lassen. Das Außentuch auf Rückenbreite ausrollen und hinter ihn legen. Seinen Oberkörper von Kleidungsstücken freimachen, damit diese nicht feucht werden und das Außentuch glatt und gut anliegend um den Leib gewickelt werden kann.

Das Innentuch aus dem Wringtuch auspacken, auf die Rückenbreite des Patienten ausrollen und auf das Außentuch legen.

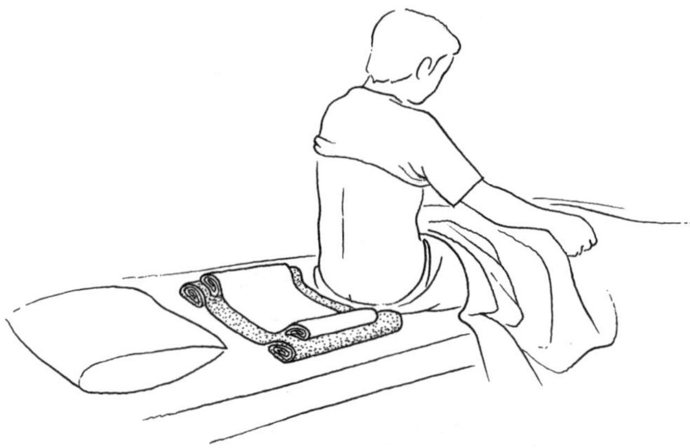

Um das Innentuch so rasch und heiß wie möglich auflegen zu können, wird das ausgerollte Stück zusammen mit dem Außentuch in die Nähe des Rückens gehalten und zart an die Haut angetupft; auf diese Weise kann der Patient durch den Dampf und die leichte Berührung bereits **auf die Hitze vorbereitet werden**, und er kann besser abschätzen, wann der richtige Zeitpunkt zum Auflegen gekommen ist.

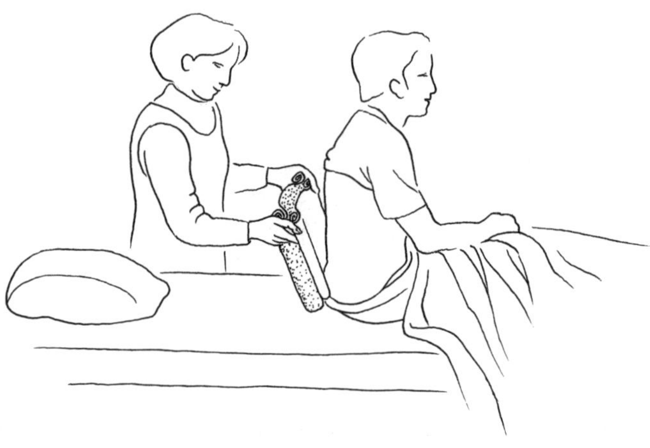

Das Innentuch am Rücken anlegen und den Patienten zurückliegen lassen.

Weiteres Vorgehen zu zweit: Rechts und links vom Patienten stehend, gleichzeitig das Innentuch ganz ausrollen und so heiß wie möglich anlegen.

Mit dem Außentuch rasch zudecken.

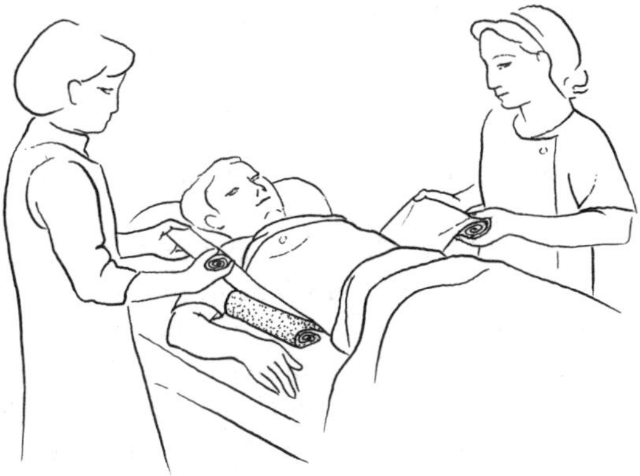

Weiteres Vorgehen alleine: Das Innentuch an einer Seite vollständig ausrollen, so heiß wie möglich auflegen und rasch mit dem Außentuch bedecken. Die andere Seite wird entsprechend behandelt.

Das Außentuch glatt und straff zusammenstecken.

Den Patienten aufsitzen lassen und seine Kleidung ordnen.

Patienten mit einem starken Hohlkreuz evtl. ein kleines Kissen unter den Rücken geben, damit das feuchte Innentuch im Rückenbereich gut anliegt und keine kalte Luft dazukommt.

Patienten mit Bauchbeschwerden evtl. ein Kissen oder eine Rolle unter die Knie legen, damit die Bauchmuskulatur entspannt ist.

Anzahl und Temperatur der hierbei verwendeten **Wärmflaschen** siehe jeweils bei den einzelnen Wickeln.

Nachbereitung

Das feuchte Innentuch und das Außentuch entfernen, den Patienten rasch wieder zudecken und evtl. noch mit der Wärmflasche **nachruhen** lassen. Auf diese Weise wird die intensive Wärme, die durch die Anwendung entstanden ist, nicht sofort verfliegen, und die Behandlung klingt langsam aus.

Das Innentuch mit warmem Wasser ausspülen, auswringen und alle Tücher luftig zum Trocknen aufhängen. Die Tücher können mehrmals verwendet werden; bei Bedarf werden sie ausgewechselt und gründlich gewaschen.

Heilpflanzen und ihre Wirkung

Da die überwiegende Mehrzahl der Wickel und Kompressen mit pflanzlichen Wirksubstanzen durchgeführt wird, folgt nun eine kurze einführende Pflanzenbetrachtung zum Verständnis ihres Wesens und ihrer möglichen Heilwirkungen. Einige Grundbegriffe aus der anthroposophischen Menschenkunde und der daraus entstandenen Medizin sind jeweils unter dem Aspekt dargestellt, der für den Zusammenhang dieses Buches notwendig ist. Näheres dazu kann in der angegebenen Literatur nachgelesen werden.

Die dreigliedrige Pflanze

Eine Pflanze wächst im Spannungsfeld zwischen Erde und Himmel.

Mit ihrer **Wurzel** strebt sie aktiv in die dunkle, feste Erde und verbindet sich mit ihren zahlreichen Nebenwürzelchen innig mit ihr. Mit den Mineralien nimmt sie auch die Gesetzmäßigkeiten des Irdischen in sich auf, die Wurzel «ist ganz und gar aufgegangen in dem Irdischen», sie ist «der Sklave des Irdischen» geworden (R. Steiner, Der Mensch als Zusammenklang des schaffenden, bildenden und gestaltenden Weltenwortes, 10. 11. 1923). Sie ist die dichteste Substanz der Pflanze und verhärtet zu einer dauerhaften Form.

Mit ihrem oberirdischen Spross wächst sie in die Richtung zur Sonne, aus dem irdisch-wässrigen Bereich in den luft- und wärmeerfüllten Umkreis hinein. Dabei wird sie durch die ausdehnende, stoffauflösende und formverneinende Wirkung der Wärme immer leichter, aufgegliederter und versprühender. Ihre Blättchen werden immer schmaler und strahliger, und in der **Blüte** verstäubt sie mit ihren Blütenpollen und verduftet durch die flüchtigen ätherischen Öle. Sie öffnet sich ganz der Wärme, nimmt sie in sich auf und speichert sie in wärmehaltigen Ölen.

In der mineralischen Welt repräsentiert der Schwefel (Sulfur), der so viel Wärme verinnerlicht hat, dass er brennen kann, diese Blüten-Wärmekräfte am reinsten, sie werden deshalb **sulfurige Kräfte** genannt. Die dazu polaren Wurzelkräfte werden nach dem durchsichtigen Salzkristall (Sal) als **salartige Kräfte** bezeichnet.

In ihrem grünen Teil, dem **Blatt- und Stängelbereich**, ist die Pflanze am «pflanzlichsten». Hier atmet sie mit Hilfe des Lichtes und bildet Stärke im Wechsel zwischen Stoffaufnahme und -abgabe. Dieser Bereich gliedert sich rhythmisch in den zusammengezogenen Stängel und die ausgedehnte Blattfläche; der Stängel selbst ist in sich nochmals gegliedert durch einzelne, verstärkte Knoten. Hier wirken zusammenziehende, verhärtende und ausdehnende, auflösende Kräfte in einem sich ständig wiederholenden Wechsel.

Dieser Teil wird als der **merkurielle Bereich** der Pflanze bezeichnet. Quecksilber (Mercurius) kann in unzählige Tröpfchen zerstieben, sich jedoch auch wieder zu einem einzigen Tropfen zusammenschließen.

Jede einzelne Pflanze nimmt diese Kräfte in einer für sie charakteristischen «eigensinnigen» Art in sich auf, gestaltet sich danach und bildet entsprechende innere Kräfte und Qualitäten. Ist bei einer Pflanze ein Teil auffallend groß entwickelt, so kann eine solche Einseitigkeit bereits auf eine mögliche Heilwirkung hinweisen.

Die Qualitäten, die zu einem Bereich gehören, können auch in einen anderen Bereich hinein «verschoben» sein. So offenbart sich zum Beispiel in der Familie der Kreuzblütler ein starker Blütenimpuls durch die Bildung der brennenden Senföle. Diese haben sich beim Meerrettich bis in die Wurzel hinein gedrängt, dadurch erhält er eine besonders feurige Kraft.

Eine Pflanze mit einem dominierenden mittleren Bereich kann ausgleichend und harmonisierend zwischen diesen polar entgegengesetzten Kräften wirken.

Funktionelle Dreigliederung des Menschen

Diese Kräfte sind auch im Menschen wirksam.

Stoffauflösende Kräfte, verbunden mit Bewegung und Wärme, finden sich vor allem in den Verdauungsorganen, dem gesamten Stoffwechselbereich und der Muskulatur. Rudolf Steiner nennt dies das **Stoffwechsel-Gliedmaßen-System**.

In den Sinnesorganen und im Gehirn ist die Stoffwechseltätigkeit auf ein Minimum reduziert; hier muss Ruhe und Kühle herrschen, damit wir uns konzentrieren können. Dieser Bereich wird im **Nerven-Sinnes-System** zusammengefasst.

Ein rhythmischer Wechsel zwischen Zusammenziehung und Ausdehnung ist am unmittelbarsten im Herzschlag und in der Atmung zu erleben, im mittleren Bereich des Menschen, seinem **Rhythmischen System**.

Befinden sich diese Kräfte in jedem der drei Organsysteme im Gleichgewicht, ist der Mensch gesund. Wirken die auflösenden Stoffwechselkräfte zu stark, kommt es zu **Entzündung und Fieber**, überwiegende verhärtende Kopfkräfte hingegen führen zu **Sklerose und Ablagerungen**.

Der Mensch als umgekehrte Pflanze

Unter diesem Gesichtspunkt kann der Mensch als «umgekehrte Pflanze» betrachtet werden.

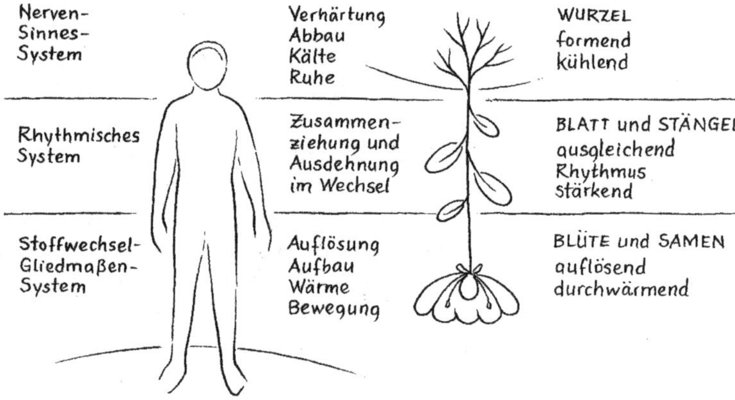

Durch die innere Verwandtschaft dieser Kräfte kann eine Pflanze auf die entsprechenden Prozesse im menschlichen Organismus als Heilmittel wirken.

So kann zum Beispiel eine Pflanze mit stark blütenhafter Qualität die Stoffwechselkräfte im Menschen unterstützen oder bei überstarken, verhärtenden Tendenzen auflösend wirken.

Wesensglieder bei Pflanze, Tier und Mensch

Eine andere Betrachtungsmöglichkeit ergibt sich unter dem Blickwinkel der Wesensgliederkunde Rudolf Steiners.

Eine Pflanze baut sich aus den Stoffen, die sie aus Erde und Luft aufnimmt, ihren **physischen Leib** auf. Dieser ist im Innern von Wasser durchströmt und kann wachsen und sich fortpflanzen durch die in ihr wirkenden Lebenskräfte, ihren **Lebens- oder Ätherleib.**

Wären nur diese Kräfte in ihr wirksam, so würde sie immer weiter wachsen, Blatt auf Blatt bilden und sich vegetativ, z.B. durch die Bildung von Ausläufern, vermehren. Doch ihr begegnen in der Atmosphäre der Erde ganz anders geartete Kräfte.

«Die Pflanze (wächst) ihrem seelenhaften Teil, ihrem **astralischen Teil** entgegen ... Dass nun die Pflanze eben Pflanze bleibt, dass sie nicht übergeht zur willkürlichen Bewegung oder Empfindung, das rührt davon her, dass dieser astralische Leib, welcher der Pflanze da oben begegnet, nicht innerlich Besitz ergreift von ihren Organen, sondern sie nur äußerlich umfasst, von oben hineinwirkt» (R. Steiner, Geisteswissenschaftliche Menschenkunde, 21. 10. 1908).

Auf den grünen Spross senkt sich von oben der Blütenimpuls, beendet das vegetative Wachstum und gestaltet von außen die **far-**

bige Blüte. Dadurch erhält eine Blüte einen **seelenhaften Ausdruck** und spricht uns seelisch an.

Diesen Zusammenhang zwischen einer Blüte und einem Tier spricht Rudolf Steiner in dem folgenden Spruch an:

Schaue die Pflanze!
Sie ist der von der Erde
gefesselte Schmetterling.
Schaue den Schmetterling!
Er ist die vom Kosmos
befreite Pflanze.

Eine Blüte sitzt wie ein Schmarotzer auf dem grünen Spross (G. Grohmann, Botanische Beiträge und Erläuterungen, Novalis Verlag). Ohne den grünen Blattfarbstoff hat sie nicht mehr die Möglichkeit der Stärkebildung, sondern besitzt einen abbauenden Stoffwechsel wie Tier und Mensch und bildet Wärme durch Verbrennungsprozesse.

Im vegetativen grünen Spross und der farbigen Blüte sind **polare Kräfte** wirksam. In jeder Pflanze begegnen sich diese Kräfte in einer für sie wiederum charakteristischen Weise. Bei einer Kamille wirkt der Blütenimpuls so intensiv, dass ihr vegetatives Wachstum dadurch beendet wird, ein Löwenzahn jedoch hat so starke vegetative Kräfte, dass er scheinbar unbeeindruckt weiterwachsen kann. Von Giftpflanzen sagt Rudolf Steiner, dass sie dem Tierbildungsprozess zu stark entgegenwachsen; dadurch bilden sie Hohlräume aus und enthalten Giftstoffe, die Abbauprodukte des Stoffwechsels sind (Geisteswissenschaft und Medizin, 4. 4. 1920).

Beim **Tier und beim Menschen**, die wie die Pflanzen einen physischen und ätherischen Leib besitzen, sind diese Seelenkräfte verinnerlicht. Sie haben einen eigenen **Seelenleib oder Astralleib** und damit – unter anderem – Empfindungsfähigkeit, Bewusstsein und die Möglichkeit zu einer Innenraumbildung.

Der Mensch besitzt darüber hinaus noch ein viertes Wesensglied, wodurch er eine Individualität mit einem Selbstbewusstsein ist. Dieser geistige Teil, das **Ich**, ist mit dem Blut und der Wärme verbunden.

Je nachdem, wie sich die vegetativ-ätherischen und die blütenhaft-astralischen Kräfte in einer Pflanze begegnen, kann sie auf verschiedene Weise im Menschen auf das Zusammenspiel seiner unteren Wesensglieder (Physischer Leib und Lebensleib) mit den oberen Wesensgliedern (Seelenleib und Ich) einwirken und dazu helfen, dass der Mensch im richtigen Sinne inkarniert (das lateinische Wort *carne* bedeutet Fleisch) sein kann.

Wickel und Kompressen

Bademilch

In einer Wanne mit angenehm warmem Wasser und einem Zusatz der entsprechenden Bademilch werden Füße und Waden, wenn möglich bis zum Knie, gebadet.

Da mit einem Fußbad ohne großen Aufwand sehr viel erreicht werden kann, habe ich es in dieses Wickelbuch mit aufgenommen.

Anstelle einer Bademilch kann 1 Liter Tee aus Lavendelblüten oder Rosmarinkraut verwendet werden. Näheres zu Tee-Zubereitung siehe Seite 140.

Fußbad mit Lavendel (Lavandula angustifolia)

Lavendel gehört zu den wärmeliebenden, aromatischen Lippenblütlern und enthält besonders in seinen intensiv süß duftenden Blüten, die über den silbrig-grünen Blattbereich hinaufgehoben sind, reichlich ätherische Öle.

Wirkung

Lavendel wirkt durchwärmend und entspannend, beruhigend und ausgleichend.

Anwendungsgebiete und Temperatur

- Einschlafschwierigkeiten, verursacht durch nervöse Unruhe, Verspannungen oder Verkrampfungen
- Erregungszustände mit nervösem Herzklopfen
- Unruhe mit bedrängenden Gedanken.

Ein Lavendelfußbad wird in Körperwärme oder etwas kühler durchgeführt, es soll für den Patienten jedoch angenehm sein.

Kontraindikationen

- Unverträglichkeit gegen Lavendel
- Venenprobleme, z. B. starke Krampfadern (Varizen), Venenentzündung (Thrombophlebitis)
- Evtl. Hautverletzungen und nässende oder entzündliche Hauterkrankungen an den Beinen.

Material

- Fußbadewanne oder großer Putzeimer
- 15 ml bzw. 10 ml Bademilch
- Großes Badetuch.

Vorbereitung

Das Wasser in die Wanne oder den Eimer einfüllen. Die Bademilch zugeben und das Wasser mit der Hand in der Form einer Lemniskate (einer Acht) einige Male rhythmisch bewegen, um es zu verlebendigen.

Durchführung

Der Patient soll während des Fußbades bequem sitzen. Oberschenkel und Hüften mit einem großen Badetuch bedecken, damit sie nicht auskühlen.

Dauer

¼ – ½ Stunde, solange es vom Patienten als angenehm empfunden wird.

Nachbereitung

Die Beine abtrocknen und Strümpfe anziehen lassen.
Die Wanne nach dem Ausleeren auswaschen und trocknen.

Nachruhe

¼ Stunde

Fußbad mit Rosmarin (Rosmarinus officinalis)

Rosmarin gehört ebenso wie der Lavendel zu den aromatischen Lippenblütlern, die am besten im Mittelmeerraum gedeihen. Seine hellvioletten, zart gezeichneten Blüten sitzen zwischen den nadelförmig zusammengezogenen, derben Blättchen; das ganze Kraut enthält kostbares ätherisches Öl.

Wirkung

Rosmarin wirkt durchwärmend und durchblutungsfördernd, weckend und aktivierend. Er kräftigt Herz und Kreislauf und kann den Blutdruck steigern.

Anwendungsgebiete und Temperatur

- Morgenmüdigkeit
- Arterielle Durchblutungsstörungen
- Kopfschmerzen, Schwindel, Benommenheit oder das Gefühl, nicht richtig wach werden zu können, oft verbunden mit einem niedrigen Blutdruck (hypotoner Zustand)
- An Tagen vor einer Menstruation, wenn diese «nicht richtig durchkommt»
- Einschlafschwierigkeit, die durch ungenügendes Wachsein am Tag verursacht ist, oder durch Störung des Tag-Nacht-Rhythmus.

Ein Rosmarinfußbad wird «gut warm» angewendet, das bedeutet 1–2° C über der Körpertemperatur des Patienten. Es soll von ihm als angenehm empfunden werden.

Kontraindikationen

- Unverträglichkeit gegen Rosmarin
- Venenprobleme, z. B. starke Krampfadern (Varizen), Venenentzündung (Thrombophlebitis)
- Evtl. Hautverletzungen und nässende oder entzündliche Hauterkrankungen an den Beinen
- Erste Menstruationstage, da die Blutung dadurch sehr stark angeregt wird.

Material

- Fußbadewanne oder großer Putzeimer
- 15 ml bzw. 10 ml Bademilch
- Großes Badetuch.

Vorbereitung

Das Wasser in die Wanne oder den Eimer einfüllen. Die Bademilch zugeben und das Wasser mit der Hand in der Form einer Lemniskate (einer Acht) einige Male rhythmisch bewegen, um es zu verlebendigen.

Durchführung

Der Patient soll während des Fußbades bequem sitzen. Oberschenkel und Hüften mit einem großen Badetuch bedecken, damit sie nicht auskühlen.

Dauer

¼ – ½ Stunde, solange es vom Patienten als angenehm empfunden wird.

Nachbereitung

Die Beine abtrocknen und Strümpfe anziehen lassen.
Die Wanne nach dem Ausleeren auswaschen und trocknen.

Nachruhe

¼ Stunde

Bienenwachs

Ein mit Wachs imprägniertes Tuch wird körperwarm über mehrere Stunden aufgelegt.

Bienenwachslappen auf die Bronchien

Bienenwachslappen werden von verschiedenen Herstellern angeboten. Unter anderem bei Wachswerk, Dirk-Hinrich Otto, Schmachtenbergstraße 174, D–45219 Essen; Birgita Herold-Stickel, Amselweg 20, D–85764 Oberschleißheim; Bärbl Buchmayr, Kirchenstraße 14, D–83454 Anger-Aufham.

Im Heilmittellabor der Ita Wegman Klinik (heute: Klinik Arlesheim AG) werden **«Plantago Bienenwachs-Lappen»** zur Anwendung auf die Bronchien angefertigt. Sie sind etwa 15 × 25 cm groß und enthalten einen Zusatz von Spitzwegerich-Öl (Plantago lanceolata).

Ein Bienenwachslappen kann auch selbst hergestellt werden.

Wirkung

Bienenwachs enthält eine starke **Wärmekraft**. Die Bienen sammeln aus Blüten die wärmehaften Substanzen Nektar und Blütenstaub, wandeln diese in ihrem Körperinnern um und schwitzen sie als duftendes, plastisch bildsames Wachs wieder aus. Die im Wachs enthaltene Wärmequalität zeigt sich beispielsweise beim Verbrennen. Äußerlich angewendet erzeugt sie eine trockene, sanfte und lange anhaltende Wärme, die entspannend, beruhigend und reizlindernd wirkt.

«Plantago Bienenwachs-Lappen» wirken durch den Zusatz von Spitzwegerich außerdem schleimlösend.

Anwendungsgebiete

- Bronchitis mit schmerzhaftem, trockenem und starkem Hustenreiz, evtl. mit einem wunden Gefühl in den Bronchien und der Luftröhre (Tracheobronchitis)
- Pseudo-Krupp.

Kontraindikation

- Evtl. Hautverletzungen und nässende oder entzündliche Hauterkrankungen im Bereich der Bronchien.

Material

- Originalpackung «Plantago Bienenwachs-Lappen», mit beiliegendem Pergamentpapier; oder ein anderer vorgefertigter Wachslappen

- Oder: dünnes Baumwolltuch in der gewünschten Größe, Bienenwachskerze oder Block Bienenwachs, kleiner Plastikbeutel oder Pergamentpapier
- Außentuch und Sicherheitsnadeln, oder ein gut anliegendes, warmes Kleidungsstück, bei Kindern z. B. ein Wollhemd
- Wärmflasche, warm oder heiß.

Herstellen eines Wachslappens

Von der brennenden Kerze Wachs auf das Tuch tropfen lassen oder flüssig gemachtes Wachs auf das Tuch geben. Dabei darauf achten, dass die entstehende Wachsschicht möglichst gleichmäßig und dünn wird. Eventuell das Tuch in dieser Zeit auf eine heiße Wärmflasche legen, damit das Wachs warm und dünnflüssig bleibt und sich dadurch besser im Stoff verteilt.

Oder Wachs in einem Glas oder kleinen Metalleimer im Wasserbad langsam schmelzen. Das Tuch darin tränken und abkühlen lassen.

Vorbereitung

Den Wachslappen zwischen dem Pergamentpapier oder in dem Plastikbeutel auf der Wärmflasche **anwärmen**, er soll beim Anlegen etwas wärmer als Körpertemperatur sein; je nach Temperatur der Wärmflasche wird das Anwärmen unterschiedlich lange dauern. Durch das Erwärmen wird er weich und geschmeidig und kann sich der Körperform anpassen.

Durchführung

Den Wachslappen auflegen und mit dem Außentuch oder Kleidungsstück befestigen.

Dauer

Mehrere Stunden oder über die ganze Nacht, solange die Auflage als angenehm warm empfunden wird.

Nachbereitung

Den Wachslappen entfernen und in dem Pergamentpapier oder dem Plastikbeutel aufbewahren. Er kann **mehrere Male verwendet** werden, bis er brüchig wird oder seinen Duft verliert.

Die Haut anschließend noch mehrere Stunden mit einem Tuch vor Kälte und Zugluft schützen.

Nachruhe

¼ Stunde

Bolus alba-Umschlagpaste
(Bolus alba compositum)

Bolus alba-Umschlagpaste (hergestellt im Heilmittellabor der Ita Wegman Klinik) besteht aus einer Pastengrundlage aus Bolus alba (weiße Erde, Kaolinum) und Glycerolum, mit einem Zusatz von ätherischen Ölen von Eukalyptus (Eucalyptus glob.), Rosmarin (Rosmarinus off.) und Pfefferminze (Mentha pip.).

Eucalyptus comp. Paste (WELEDA) kann in entsprechender Weise verwendet werden. Die Paste wird auf ein Tuch gestrichen und als **Kataplasma** (Breiumschlag) angenehm warm zusammen mit einem wärmenden Polster über mehrere Stunden aufgelegt.

Wirkung

Ein Kataplasma mit Bolus alba-Umschlagpaste wirkt durchwärmend und entzündungshemmend, dabei atemanregend und schleimlösend.

Brust- oder Rückenkompresse, Brust- und Halswickel, Kompresse auf die Brustdrüse

Kompresse auf Brust oder Rücken, Brustwickel

Anwendungsgebiete und Tageszeit

- Chronische, festsitzende Bronchitis, mit zähem Schleim
- Zum Ausheilen einer Pneumonie oder Bronchitis
- Asthma bei Kindern, jedoch nicht während eines akuten Anfalls, sondern eher bei Atemschwierigkeiten zu Beginn eines Anfalls
- Nach einem Pseudo-Krupp-Anfall zur Beruhigung und Nachbehandlung.

Diese Kompresse wird oft vor dem Schlafengehen angewendet oder bei auftretenden Beschwerden.

Halswickel

Anwendungsgebiete und Tageszeit

- Halsschmerzen bei Halsentzündung
- Pfeiffersches Drüsenfieber
- Halskehre oder akuter Schiefhals (Tortikolis)
- Geschwollene Ohrspeicheldrüse (z. B. Parotitis).

Dieser Wickel wird oft vor dem Schlafengehen angewendet oder bei Auftreten der Beschwerden.

Kompresse auf die Brustdrüse

Anwendungsgebiet und Tageszeit

- Verhärtete oder entzündete Stellen in der Brustdrüse bei stillenden Frauen.

Diese Kompresse kann je nach Situation mehrmals täglich angewendet werden.

Alle Bolus alba-Anwendungen

Kontraindikationen
- Unverträglichkeit gegen Bestandteile der Paste
- Evtl. Hautverletzungen und nässende oder entzündliche Hauterkrankungen im Bereich der Auflage.

Zu beachten

> Die Umschlagpaste darf nicht zu stark erwärmt werden, da die ätherischen Öle sich dabei zu sehr verflüchtigen.

Material
- Bolus alba-Umschlagpaste und Spatel
- Innentuch: doppelte Lage Stoff, ringsum 2–3 cm größer als die Auflagefläche
- Einige große Mulltupfer oder Mullgaze oder dünne Lage Haushaltstuch
- Außentuch mit Sicherheitsnadeln
- Wärmflasche, warm oder heiß, evtl. ein kleiner Plastikbeutel
- Wärmepolster, das ringsum 2–3 cm größer ist als die Pasten-Auflage.

Herstellen eines Wärmepolsters

Möglichst unentfettete, nicht saugfähige Watte oder Wolle in eine ebenfalls möglichst unentfettete, dünne Schicht Mullgaze, eine Mullkompresse oder ein dünnes Tuch einschlagen und zusammenkleben oder -nähen.

Vorbereitung

Erst **unmittelbar vor der Anwendung** die Paste etwa 2–3 mm dick auf das Tuch streichen, dabei ringsum einen unbestrichenen Rand freilassen. Eventuell mit einer Lage Mull oder Haushaltspapier abdecken, damit keine Pastenreste an der Haut hängenbleiben. Das Kataplasma zusammen mit dem Wärmepolster und dem Außentuch auf der Wärmflasche anwärmen; es sollte beim Anlegen für den Patienten angenehm warm sein, je nach Temperatur der Wärmflasche wird dies unterschiedlich lange dauern. Dabei evtl. die Wärmflasche mit dem Plastikbeutel abdecken.

Durchführung

Das Kataplasma mit der «Mullseite» zur Haut des Patienten auf die verordnete Körperstelle auflegen. Das Wärmepolster darauflegen, damit die Wärme möglichst lange gehalten werden kann, mit dem Tuch bedecken und zusammenstecken.

Dauer

Mehrere Stunden oder über die ganze Nacht. Das Kataplasma soll in dieser Zeit vom Patienten als angenehm warm erlebt werden, ohne dass er dabei schwitzt.

Nachbereitung

Nach dem Abnehmen der Auflage die Haut evtl. mit lauwarmem Wasser abwaschen und abtrocknen. Mit einem dünnen Tuch noch einige Stunden vor Kälte und Zugluft schützen.

Das Innentuch wegwerfen oder mit warmem Wasser auswaschen. Das Außentuch und das Wärmepolster versorgen.

Die Wärmflasche gut abspülen, falls sie nicht abgedeckt wurde.

Nachruhe

¼ – ½ Stunde

Essenzen

Eine Essenz ist ein alkoholischer Pflanzenauszug oder eine alkoholische Lösung mit mineralischen oder tierischen Substanzen.

Diese Essenz wird meist mit Wasser in einem Verhältnis von 1:40 bis 1:50 verdünnt.

Ein Innentuch wird in dieser Flüssigkeit getränkt und als feuchtheißer, feucht-warmer (temperierter) oder feucht-kühler Wickel oder Kompresse angelegt.

Menge

Wir nehmen 6 ml Essenz einer 10 %igen oder 20 %igen Lösung auf 300 ml Wasser.

Mit dieser Flüssigkeitsmenge kann das von uns verwendete Innentuch gut getränkt werden, ohne dass eine Restmenge bleibt.

Zum **Abmessen** einer Essenz-Menge eignet sich ein Teelöffel (5 ml) oder ein Esslöffel (10 ml), ein kleiner Messdeckel oder -löffel, ein Medikamentengläschen oder eine Spritze, oder ein Flaschendeckel. Ein Deckel der meist üblichen 100-ml- und 200-ml-Flaschen fasst 6 ml, der einer 50-ml-Flasche 4 ml.

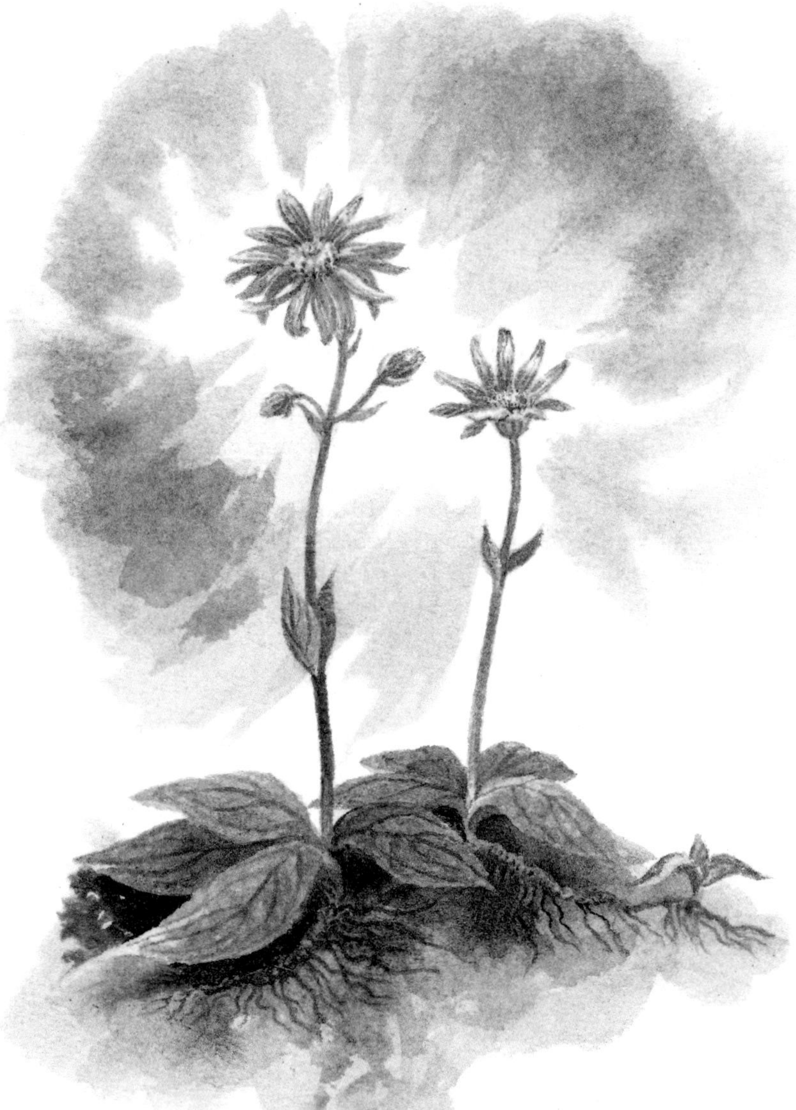

Arnika (Arnica montana)

Arnika-Essenz (Arnica montana)

Pflanzenbeschreibung

Die Arnika ist eine **Gebirgspflanze**, die ausschließlich auf kieselhaltigen, nährstoffarmen Moor- und Waldwiesen, Weiden und in heideartigen Gegenden zu finden ist.

Sie besitzt einen ausdauernden, dunkelbraunen **Wurzelstock**, von dem aus lange, harte Wurzeln bis in tiefergelegene Humusschichten dringen. Dieser Wurzelstock stirbt an seinem hinteren Ende fortwährend ab, während er nach vorne horizontal unter der Erde weiterwächst und neue Knospen bildet. Aus diesen wachsen im Laufe des Sommers Blattrosetten aus 4–6 gegenständigen, länglich-ovalen Blättern, die sich ledrig-derb anfühlen.

Meist strebt im zweiten Jahr aus diesen Blättern der kräftige, unverzweigte Blütenstiel empor. Er trägt ein bis zwei weitere, kleine Blattpaare, aus den Achseln des oberen Blattpaares wachsen manchmal nochmals 2 Blütenstiele heraus. Unterhalb des Blütenkorbes ist er mit rötlich gefärbten Härchen besetzt.

Die Arnika blüht von Juni bis August. Stolz und selbstbewusst erhebt sie ihren unverwechselbaren, großen und intensiv gelb leuchtenden Blütenkopf, der durch seine **unregelmäßig zurückgeschlagenen Blütenzungen** zerzaust wirkt, über die Pflanzen ihrer Umgebung hinaus. Durch dieses schiefe Köpfchen erhält jede Arnikapflanze trotz des einheitlich-regelmäßigen Sprossaufbaues etwas **beinahe Individuelles**.

Nach dem Verblühen erscheint eine regelmäßige, weiße **Pappuskugel**, ähnlich der des Löwenzahns, doch etwas gröber und wilder.

Die Arnika-Blüten wenden sich am Morgen der aufgehenden Sonne entgegen; diese Lichtempfindlichkeit und die feinen Härchen, mit denen die ganze Pflanze bewachsen ist, weisen auf einen starken **Kieselprozess** hin, der in der Arnika wirksam ist.

Der Stängel und die Blätter sind von einem **harzigen Flaum** überzogen; reibt man an ihnen, so bleibt an den Händen ein warmer, würzig-aromatischer, angenehmer **Duft**. Die Blüte riecht warm und schwer, leicht bitter-würzig und herzhaft aromatisch.

In der Arnika finden sich bis in die Wurzel hinein zahlreiche ätherische Öle, ferner Kieselsäure, Gerbsäure, Kalisalze, Harze und kampferartige Stoffe.

Wirkung

Eine Arnikapflanze vereinigt mit ihrem strengen, beinahe starren Aufbau des grünen Sprosses bis in den Hüllkelch hinauf und der «unordentlichen» Blüte und dem aromatischen Duft formende Kieselkräfte und auflösende Wärme-Kräfte in einem **harmonischen Gleichgewicht**. Dadurch kann sie sowohl **gestaltend** wie auch **durchwärmend-entkrampfend** wirken, überschießende Stoffwechselkräfte bei einer Entzündung bändigen, aber auch zu stark Verfestigtes auflösen.

Sie stellt ein **Urgestaltungsprinzip** dar, das verlorengegangene Formkräfte anregen und die richtige Gestalt wiederherstellen kann. Sie wirkt durch ihre starke Vitalität bis in das Nervensystem hinein aufbauend, regulierend bei Durchblutungsstörungen des Herzens und Gehirns und harmonisierend auf den Herzrhythmus.

Kontraindikationen

- Unverträglichkeit oder Allergie gegen Arnika
- Evtl. Hautverletzungen und nässende oder entzündliche Hauterkrankungen im Bereich der Auflage.

Zu beachten

Leider sind **Allergien gegen Arnika** relativ häufig und nehmen immer mehr zu.
Eine Allergie kann sich im Lauf einer Behandlung oder bei einer zu starken Konzentration bilden. Sie beginnt mit kleinen, roten und juckenden Pünktchen, die immer zahlreicher und größer werden, und kann sich bis zu einem Anschwellen der Schleimhäute steigern. Bei Abbruch der Behandlung verschwinden diese Beschwerden jedoch rasch wieder.

Herzkompresse

Anwendungsgebiete

- Unregelmäßiger oder zu schneller Puls (Arrhythmie)
- Herzinsuffizienz
- Krampfartige Herzbeschwerden mit Beklemmungsgefühlen und Angst, z. B. Angina-pectoris-Anfall
- Begleitend bei der Behandlung eines Herzinfarktes
- Unruhige Zustände am Herzen, die z. B. durch Nervosität oder Wetterfühligkeit verursacht sind
- Bei Patienten mit dem Erleben, ihr Herz sei zu schwach oder es klopfe unangenehm hart und fest.

Temperatur

Diese Herzkompresse wird meist «gut warm» angelegt, das heißt etwa 2–3° C über der Körpertemperatur des Patienten.

Bei krampfartigen Herzbeschwerden oder einem Angina-pectoris-Anfall wird sie möglichst heiß angewendet.

Zu beachten

> Bei einer Herzkompresse ist es ganz besonders wichtig, dass sie in Bezug auf Dauer und Temperatur vom Patienten als angenehm und wohltuend erlebt wird.

Material

- 6 ml Arnika 20 % Essenz, 200 ml Wasser, ca. 40–42° C oder heiß
- Innentuch, z. B. ein Waschlappen
- Außentuch, etwa 30 × 40 cm groß, aus leichtem, warmem Stoff.

Vorbereitung

Das Innentuch auf ca. 20 × 30 cm zusammenlegen.

Durchführung

In der Schüssel die Essenz-Mischung zubereiten, das Innentuch darin tränken, kräftig auswringen und auf die Herzgegend auflegen.

Das Innentuch rasch mit dem Außentuch bedecken.

Dauer

½–1 Stunde

Falls der Patient einschläft, kann die Herzkompresse belassen werden.

Eine heiße Kompresse wird entfernt, sobald sie abgekühlt ist. Je nach Situation kann sie wiederholt werden.

Nachbereitung

Die Tücher entfernen. Das Innentuch mit warmem Wasser auswaschen und auswringen. Alle Tücher luftig zum Trocknen aufhängen.

Nachruhe

¼ – ½ Stunde

Stirnkompresse

Anwendungsgebiete und Temperatur

- Kopfschmerzen, z. B. durch nervöse Überreizung, Wetterfühligkeit
- Gehirnerschütterung (Commotio).

Die Temperatur dieser Kompresse kann kühl oder warm sein, je nach Erleben des Patienten.

Material

- 6 ml Arnika 20 % Essenz, 200 ml Wasser, kühl oder warm
- Flache Schüssel
- Innentuch, z. B. ein Waschlappen oder eine Mull-(Gaze-)Windel
- Außentuch, etwa 15 cm breit, das den Kopf großzügig umschließt, mit Sicherheitsnadeln
- Frotteetuch als Kissenschutz.

Vorbereitung

Das Innentuch auf etwa 10 cm Breite zusammenlegen; es soll so lang sein, dass es **von Ohransatz zu Ohransatz** reicht.

Durchführung

Den Kissenschutz unterlegen. In der Schüssel die Essenz-Mischung zubereiten, das Innentuch darin tränken, kräftig auswringen und über die Stirn auflegen. Den Kopf rasch und vollständig mit dem Außentuch umhüllen und zusammenstecken.

Dauer

¼ – ¾ Stunde

Nachbereitung

Die Tücher entfernen. Das Innentuch mit warmem Wasser auswaschen und auswringen. Alle Tücher luftig zum Trocknen aufhängen.

Nachruhe

¼ – ½ Stunde

Pulswickel

Anwendungsgebiete und Temperatur

- Kollaps oder Kollapsneigung.

Die Wickel in diesem Fall so heiß wie möglich anlegen und entfernen, sobald sie abkühlen. Sie helfen dem Patienten, zu sich zu kommen, und können bei Bedarf wiederholt werden.

- Bluthochdruck-Krise (Hypertonie). Diese Patienten haben oft einen roten, gestauten Kopf
- Unvermittelt auftretende Phasen mit schnellem Puls (Tachykardie).

Je nach Bedürfnis des Patienten werden diese Wickel entweder «angenehm warm», d. h. ca. 1 – 2° C wärmer als seine Körpertemperatur angelegt, oder kühl.

Material

- 6 ml Arnika 20 % Essenz, 200 ml Wasser
- Flache Schüssel
- 2 Innentücher, z. B. Waschlappen oder Mull-(Gaze-)Windeln
- 2 Außentücher, jedes 15 – 20 cm breit, die die Gelenke großzügig umschließen, mit Sicherheitsnadeln.

Vorbereitung

Die Innentücher auf eine Breite von etwa 10 cm zusammenlegen und einrollen. Die Außentücher ebenfalls einrollen.

Durchführung

In der Schüssel die Essenz-Mischung zubereiten, ein erstes Innentuch darin tränken, kräftig auswringen und um den Arm- oder Fußpuls wickeln. Rasch und vollständig umschließend mit einem Außentuch umwickeln und zusammenstecken.

Mit den zweiten Tüchern ebenso verfahren.

Dauer

¼ – ¾ Stunde

Nachbereitung

Die Tücher entfernen. Das Innentuch mit warmem Wasser auswaschen und auswringen. Alle Tücher luftig zum Trocknen aufhängen.

Nachruhe

¼ – ½ Stunde

Armwickel

Anwendungsgebiet und Temperatur

- Lähmungserscheinungen oder Sensibilitätsstörungen nach einem Schlaganfall (Apoplex).

Diese Wickel werden in für den Patienten angenehm warmer Temperatur angelegt.

Material

- 6 ml Arnika 20 % Essenz, 200 ml Wasser
- Flache Schüssel
- Innentuch
- Außentuch, mit Sicherheitsnadeln
- Großes Frotteetuch als Bettschutz
- Bei warmen Wickeln 1 – 2 Wärmflaschen, ca. 40° C, evtl. Stoffbezüge.

Vorbereitung

Das Innen- und Außentuch einrollen.

Durchführung

Den Bettschutz unter den Arm legen.

In der Schüssel die Essenz-Mischung zubereiten, das Innentuch darin tränken, kräftig auswringen und den betroffenen Arm von den Fingerspitzen bis zur Schulter umwickeln. Mit dem Außentuch rasch möglichst glatt und vollständig umschließend umwickeln, damit das relativ dünne Innentuch nicht zu sehr auskühlt. Darauf achten, dass keine offenstehenden Falten am Rand entstehen, die wie abkühlende Luftlöcher wirken.

Je nach Situation und Wärmeverhältnissen des Patienten einige Wärmflaschen neben den Arm legen.

Dauer

¼ – ¾ Stunde

Nachbereitung

Die Tücher entfernen. Das Innentuch mit warmem Wasser auswaschen und auswringen. Alle Tücher luftig zum Trocknen aufhängen.

Nachruhe

¼ – ½ Stunde

Wickel und Kompressen auf stumpfe Verletzungen (Traumen)

Anwendungsgebiete

- Verstauchung oder Zerrung eines Gelenkes
- Verletzung mit intakter Haut, z. B. Quetschung, Prellung
- Blutergüsse, blaue Flecken (Hämatome), postoperative Schwellungen.

Im Wechsel mit diesen Anwendungen oder zur ausklingenden Nachbehandlung kann **Arnika-Salbe** (als Salbenlappen oder eingerieben) oder Arnika-Gelatum verwendet werden.

Temperatur

Bei einer **frischen Verletzung**, wenn die betroffene Stelle geschwollen oder überwärmt ist, werden diese Wickel oder Kompressen kühl angelegt. Sie wirken dann zusammenziehend auf die Blutgefäße und dadurch abschwellend. In dieser Zeit den betroffenen Körperteil möglichst hochlagern.

Bei einer **älteren Verletzung** warm bis heiß anlegen, je nach Bedürfnis des Patienten.

Material

- 6 ml Arnika 20 % Essenz, 200 ml Wasser
- Flache Schüssel
- Innentuch
- Außentuch, mit Sicherheitsnadeln.

Vorbereitung

Das Innentuch auf die gewünschte Größe zusammenlegen.

Durchführung

In der Schüssel die Essenz-Mischung zubereiten, das Innentuch darin tränken, kräftig auswringen und auf bzw. um die betroffene Stelle legen. Mit dem Außentuch umschließen und zusammenstecken.

Dauer

¼ – ¾ Stunde

Nachbereitung

Die Tücher entfernen. Das Innentuch mit warmem Wasser auswaschen und auswringen. Alle Tücher luftig zum Trocknen aufhängen.

Nachruhe

¼ – ½ Stunde

Kopfhaube

Anwendungsgebiet und Temperatur

- Schlaganfall (Apoplex).

Dieser Wickel soll angenehm warm sein für den Patienten.

Material

- 6 ml Arnika 20 % Essenz, 200 ml Wasser
- Innentuch, das so groß ist, dass es möglichst mehrlagig den ganzen behaarten Kopf umschließen kann
- Außentuch in der entsprechenden Größe, mit Sicherheitsnadeln
- Frotteetuch als Kissenschutz.

Vorbereitung

Das Innentuch zusammenlegen.

Durchführung

Den Kissenschutz unterlegen. In der Schüssel die Essenz-Mischung zubereiten, das Innentuch darin tränken, kräftig auswringen und den Kopf damit umhüllen. Rasch mit dem Außentuch bedecken und zusammenstecken.

Dauer

¼ – ¾ Stunde

Nachbereitung

Die Tücher entfernen. Das Innentuch mit warmem Wasser auswaschen und auswringen. Alle Tücher luftig zum Trocknen aufhängen.

Nachruhe

¼ – ½ Stunde

Bingelkraut-Essenz (Mercurialis perennis)

Bingelkraut

Bingelkraut ist eine sehr rhythmisch aufgebaute, vitale und ausdauernde Waldpflanze mit dunkelgrünen Blättern und einer unscheinbaren grünlichen Blüte; in ihren Wurzelausläufern enthält sie einen blauen Farbstoff. Diese Pflanze trägt den Namen des Heilgottes Merkur zu Recht; sie hat eine wundheilungsfördernde, reinigende und entzündungslindernde Wirkung.

Kompresse auf die Brustdrüse

Wirkung

Durch diese heißen Kompressen wird der **Milchfluss stark angeregt**. Verhärtete, stockende und entzündete Stellen in der Brustdrüse können dadurch entlastet werden.

Anwendungsgebiete

- Milchstau
- Brustdrüsenentzündung (Mastitis) bei stillenden Frauen.

Sobald harte, schmerzhafte oder überwärmte Stellen in der Brustdrüse bemerkt werden, kann mit diesen Kompressen begonnen werden. Sie werden am besten **direkt vor dem Stillen** angelegt, bei Bedarf mehrmals täglich, evtl. vor jedem Stillen. Falls nach 24 Stunden keine Besserung eingetreten ist, muss eine Hebamme oder ein Arzt konsultiert werden.

Meistens werden **beide Brüste gleichzeitig** behandelt.

Ob bei einer Brustdrüsenentzündung **Mercurialis- oder Quark-Umschläge** (siehe Seite 112) angewendet werden, kann oft die Patientin selbst gut entscheiden, da sie erlebt, ob ihr heiße, den Milchfluss fördernde oder kühle, abschwellende Kompressen besser helfen.

In einer akuten Phase können – je nach Möglichkeit – auch nach jedem Stillen Quark-Kompressen und vor dem nächsten Stillen Mercurialis-Kompressen angelegt werden.

Zu beachten

> Bei diesen Kompressen ist es wichtig, dass **hygienisch sauber** gearbeitet wird, um eine weitere Infektion zu verhindern. Deshalb die Schüssel vor der Benutzung mit kochendem Wasser ausspülen, die Hände waschen und das Innentuch und Wringtuch spätestens nach 24 Stunden wechseln.

Material

- 6 ml Mercurialis 20 % Essenz, 300 ml kochend heißes Wasser
- Flache Schüssel
- Innentücher oder spezielle Brusttücher
- 2 Wringtücher
- Außentuch, ca. 40 cm breit, das den Oberkörper großzügig umschließt, mit Sicherheitsnadeln
- 2 heiße Wärmflaschen, evtl. Stoffbezüge.

Vorbereitung

(Eine ausführliche Beschreibung siehe Seite 21 ff.)

Jedes Innentuch so zusammenlegen, dass es mehrlagig um die ganze Brustdrüse gelegt werden kann, rollen und in je ein Wringtuch einrollen. Falls Brusttücher verwendet werden, diese ebenfalls rollen und jedes in ein Wringtuch einrollen.

Das Außentuch von den Seiten aus zur Mitte hin einrollen und mit den Wärmflaschen vorwärmen.

Durchführung

Das Außentuch auf Rückenbreite ausrollen, hinter die sitzende Patientin legen und sie zurückliegen lassen.

Die Essenz-Mischung in der Schüssel zubereiten. Beide Innentücher oder Brusttücher in den Wringtüchern darin tränken und kräftig auswringen. Das erste Tuch so heiß wie möglich auf eine Brustdrüse auflegen, die **Brustwarze muss dabei ausgespart werden**, da die Haut nicht aufweichen darf. Diese Brustseite rasch mit dem Außentuch bedecken. Die zweite Brust ebenso behandeln. Das Außentuch vollständig herumschlagen und zusammenstecken. Je eine Wärmflasche seitlich am Brustkorb aufstellen.

Dauer

½ – 1 Stunde

Nachbereitung

Die Tücher entfernen. Die Innentücher mit warmem Wasser ausspülen und auswringen, alle Tücher luftig zum Trocknen aufhängen.

Nachruhe

Entfällt, da meist unmittelbar danach gestillt wird.

Kompresse auf eine Wunde

Mullkompressen, die mit einer Essenz-Mischung getränkt sind, werden auf eine Wunde aufgelegt. Dabei gelten – je nach dem Zustand der Wunde – **die üblichen hygienischen Vorschriften.**

Es können auch andere Essenzen verwendet werden, z. B. Ringelblume (Calendula officinalis), Osterluzei (Aristolochia clematitis).

Anwendungsgebiet

- Wunden unterschiedlichster Art, z. B. Unterschenkelgeschwüre (Ulcus cruris), wundgelegene Stellen (Decubitus), offene Wunden bei Brustkrebs (Mammakarzinom).

Kontraindikation

- Unverträglichkeit gegen Bingelkraut oder die jeweils verwendete Essenz.

Material

- Mercurialis 20 % Essenz, Physiologische Kochsalzlösung (NaCl 0,9 %)
- Gefäß zum Herstellen der Mischung: große Spritze, Infusionsflasche oder Glasschale
- Mehrere Mullkompressen
- Außentuch mit Sicherheitsnadeln, evtl. Mullbinden
- Bettschutz.

Vorbereitung

Die Essenz-Mischung in der benötigten Menge zubereiten; meist wird ein Mischungsverhältnis von 1 : 10 verwendet. Nie mehr als die benötigte Tagesmenge vorbereiten, da die alkoholhaltige Mischung das Plastik angreift und verändert und außerdem unsauber wird.

Durchführung

Die Kompressen mit der Essenz-Mischung tränken, etwas ausdrücken und «gut feucht» auflegen. Mit weiteren trockenen Mullkompressen abdecken und befestigen.

Dauer

½ – ¾ Stunde, je nach Verordnung.

Nachbereitung

Die Mullkompressen entfernen und wegwerfen.
Die Wunde anschließend nach Verordnung weiterbehandeln.

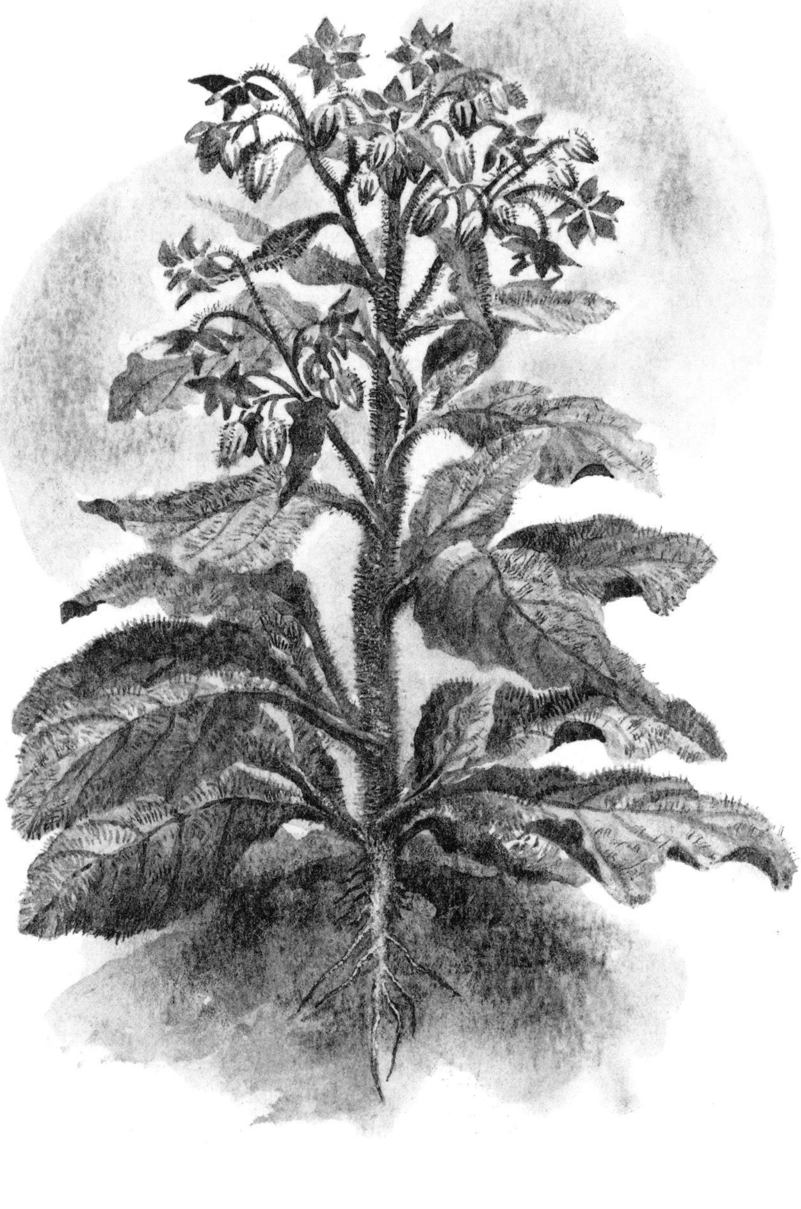

Borretsch (Borago officinalis)

Borretsch-Essenz (Borago officinalis)

Pflanzenbeschreibung

Borretsch wird als «**Gurkenkraut**» in vielen Gärten angebaut. Ursprünglich kommt er aus dem Mittelmeerraum, in südlicheren Lagen, z. B. im Tessin, findet man ihn an hellen, sonnigen Standorten, an trockenen Bahndämmen oder Böschungen.

Er besitzt eine helle, kräftige und gedrungene Pfahlwurzel und bildet rasch mehrere einfache, langstielig-ovale Blätter, bevor er mit einem **fleischig-saftigen Stängel**, der sich bald verzweigt, emporwächst. In guter Erde kann er beinahe wuchernd üppig werden, die Blätter werden groß und lappig mit einem gewellten Blattrand. Bis hinauf in die Kelchblättchen ist er dicht mit steifen hellen Härchen behaart; nicht umsonst gehört er in die Familie der **Raublattgewächse**.

Am Ende jedes Zweiges drängen sich zahlreiche Blütenknospen in dichten, eingewickelten Büscheln eng zusammen. Nach und nach öffnen sie sich und blühen für eine kurze Zeit in einer **intensiv hellblauen** Farbe. Die fünf zugespitzten Blütenblätter bilden in fast geometrisch klarer Reinheit einen Stern, in den Zwischenräumen ihrer Blättchen erscheinen die schmalen Kelchzipfel wie dazwischenliegende Strahlen, und in der Mitte der Blüte stehen die dunklen, gebündelten Staubgefäße wie ein Stachel hervor.

Er blüht sehr ausdauernd von Juni bis August an immer neuen Seitenzweigen und lockt durch reichliche Nektarbildung viele Bienen an.

Obwohl sich die Blätter wie auch der Stängel borstig rau, beinahe stachelig anfühlen, sind sie sehr wasserreich. Sie schmecken erfrischend und erdig-kühl, der Geruch ist süßlich-frisch, ähnlich wie Gurken.

Eine Borretschpflanze bleibt trotz ihres sonnigen und oft trockenen Standortes grün und saftig und wirkt nie ausgetrocknet. Sie bildet keine feurigen Blütenqualitäten, sondern stellt dem aufwuchernden, wässrig-durchzogenen Kraut an den langen Blütenrispen die abgeklärte, beinahe kühle Ruhe ihrer leuchtend himmelblauen, nickenden Blütensterne gegenüber. Diese Pflanze strahlt eine ruhige, beinahe melancholische Stimmung aus. Einer ihrer Namen ist «Wohlgemutskraut», sie wurde gegen Verstimmungen und Nervosität eingesetzt.

Im Borretsch finden wir keine ätherischen Öle, dafür enthält er viel Kieselsäure, Schleim- und Gerbstoffe, Saponine und Kalisalze.

Wirkung

Bei einer Entzündung, wenn die Stoffwechselprozesse zu feurig geworden sind, wirkt Borretsch kühlend und beruhigend und bringt verlorengegangene Formkräfte wieder. Flüssiges, das ins Stocken geraten ist, kann er wieder gestalten und zum Fließen bringen.

Beinwickel

Anwendungsgebiete

- Venenentzündung (Thrombophlebitis)
- Venenthrombose.

Kontraindikationen

- Unverträglichkeit gegen Borretsch
- Evtl. Hautverletzungen und nässende oder entzündliche Hauterkrankungen an den Beinen.

Temperatur

Bei kühlen, schlecht durchbluteten oder ödematösen Beinen werden die Wickel warm, bei entzündlichen oder heißen Gliedmaßen eher kühl angelegt.

Die Temperatur wird durch Erlebnisse und Bedürfnisse des Patienten mitbestimmt und sollte mit dem Arzt abgesprochen werden.

Zu beachten

Ein Beinwickel wird – je nach Beschwerden – entweder bis zum Knie oder bis zur Hüfte angelegt, der **Fuß** wird in jedem Fall miteinbezogen.
Je nach Situation und Zustand des Patienten ist für diese Wickel ein **Helfer** nötig, der die Beine des Patienten hochhält.

Material

- 6 ml Borago 20 % Essenz, 300 ml Wasser, kühl oder warm
- Flache Schüssel
- Innentücher; für einen Wadenwickel benötigen wir 1 Innentuch, für einen Beinwickel bis zur Hüfte 2–3 Innentücher
- Außentücher in entsprechender Anzahl und Größe, mit Sicherheitsnadeln
- Bettschutz
- Bei warmen Wickeln 1–5 Wärmflaschen, ca. 40° C, evtl. Stoffbezüge.

Vorbereitung

Alle Innentücher auf etwa 15–20 cm Breite zusammenlegen und aufrollen. Die Außentücher ebenfalls aufrollen.

Durchführung

Den Bettschutz unter die Beine legen.

In der Schüssel die Essenz-Mischung in der benötigten Menge und Temperatur vorbereiten.

Ein Innentuch darin tränken, kräftig auswringen und das erste Bein, bei den Zehen beginnend, bis zum Knie wickeln. Wenn die Wickel warm sein sollen, muss die Temperatur beim Anlegen möglichst warm sein, da das relativ dünne Innentuch schnell abkühlt. Rasch mit dem Außentuch ebenfalls bis zum Knie darüberwickeln, dabei sollten die einzelnen Stoffbahnen gut anliegen und sich jeweils nur knapp überlappen.

Für einen zügigen und tuchsparenden Ablauf sind folgende Tipps zur Wickel-Technik hilfreich, die am Beispiel des Außentuches gezeigt werden:

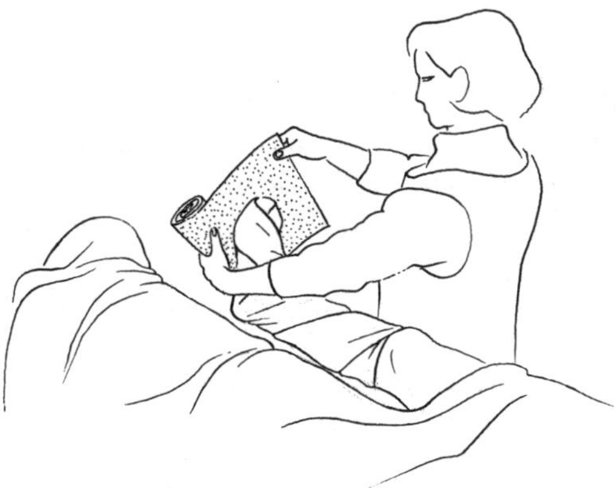

Den Anfang des Außentuches etwa 20 cm aufrollen und dieses aufgerollte Stück flach unter die Fußsohle legen.

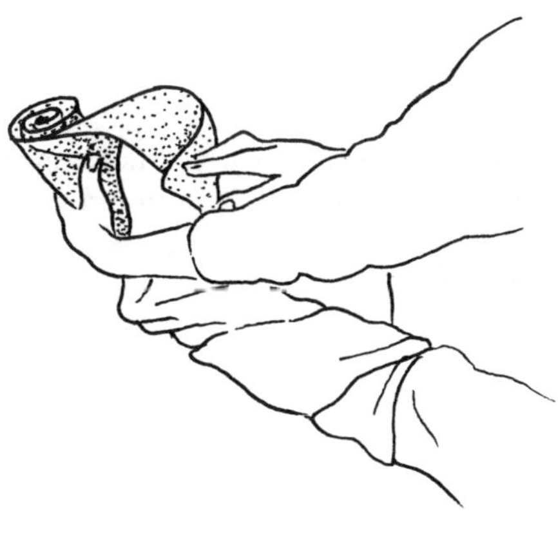

Das überstehende Tuch an den Fußspitzen und der Fuß-Außenseite über den Fußrücken schlagen.

Mit dem Tuch weiterwickeln, dabei **offenstehende Falten vermeiden**, da diese wie «abkühlende Luftlöcher» für das Innentuch sind.

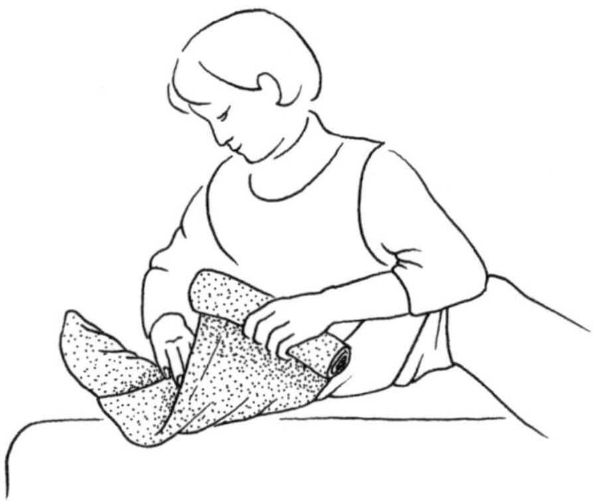

Falls der Wickel bis zur Hüfte gehen soll, ein nächstes Innentuch tränken, auswringen und an das erste Tuch anschließend weiterwickeln, danach sogleich wieder mit einem Außentuch überdecken. Bei Bedarf mit dritten Tüchern in der gleichen Weise fortfahren und zusammenstecken.

Darauf achten, dass die **Zehen** durch die Tücher nicht eingeengt sind.

Die Mischung mit frischer Essenz und Wasser auf die benötigte Menge ergänzen und das andere Bein entsprechend behandeln.

Bei Bedarf Wärmflaschen an das Fußende und neben die Beine legen.

Dauer

½ – 2 Stunden

Nachbereitung

Alle Tücher entfernen. Die Innentücher mit warmem Wasser auswaschen und auswringen, alle Tücher luftig zum Trocknen aufhängen.

Nachruhe

¼ – ½ Stunde

Beinwickel mit Borretsch-Mischung

Diese Beinwickel werden wie oben beschrieben durchgeführt.

Wirkung und Anwendungsgebiet

Diese Mischung aus Borretsch, Klettenwurzel (Radix Bardanae oder Radix Lappa 10 %), Schlehe (Prunus spinosa 10 %) wirkt belebend und anregend auf gestaute Beine unterschiedlichster Ursache. Es kann zusätzlich eine Zitrone mitverwendet werden.

Zitronenwasser

Da neben dem Saft der Zitrone auch die ätherischen Öle aus der Schale heilkräftig sind, bereiten wir uns ein Zitronenwasser zu. Zur Herstellung dieses Zitronenwassers siehe Seite 162 f.

Falls keine unbehandelte Zitrone vorhanden ist, verwenden wir den ausgepressten Saft einer halben Zitrone.

Kalifeldspat-Essenz (Orthoklas, Aluminiumsulfat)

Orthoklas ist ein Bestandteil des Granits, er kann jedoch auch in kristalliner Form auftreten.

Herzkompresse

Wirkung

Kiesel (Silicium) öffnet für formende Kräfte aus dem Kosmos. Dadurch werden gestaltbildende Kräfte wieder angeregt, die durch eine Entzündung verlorengegangen sind. Kalium gibt außerdem Spannkraft und Belebung.

Anwendungsgebiete und Zeitpunkt

- Akute und chronische Herzmuskelentzündung (Myokarditis)
- Bei Patienten mit dem Gefühl, ein unruhiges Herz zu haben
- Bei einem «Altersherz», das wenig Spannkraft hat.

Diese Herzkompresse wird unabhängig von der Tageszeit ausgeführt, manchmal auch zweimal am Tag.

Temperatur

Diese Kompresse wirkt am besten, wenn sie kühl angelegt wird, nahezu direkt aus dem kalten Wasserhahn. Falls der Patient dies jedoch als unangenehm, beinahe wie einen Schock empfindet, kann sie auch lauwarm angelegt werden.

Kontraindikationen

- Unverträglichkeit gegen Orthoklas
- Evtl. Hautverletzungen und nässende oder entzündliche Hauterkrankungen in der Herzgegend.

Zu beachten

> Bei einer Herzkompresse ist es ganz besonders wichtig, dass sie in Bezug auf Dauer und Temperatur vom Patienten als angenehm und wohltuend erlebt wird.

Material

- 20 ml Orthoklas 0,1 % Essenz, 200 ml Wasser, 25 – 35° C
- Innentuch, z. B. ein Waschlappen
- Außentuch, etwa 30 × 40 cm groß, aus leichtem, warmem Stoff.

Vorbereitung

Das Innentuch auf ca. 20 × 30 cm zusammenlegen.

Durchführung

In der Schüssel die Essenz-Mischung zubereiten, das Innentuch darin tränken, kräftig auswringen und auf die Herzgegend auflegen. Mit dem Außentuch bedecken.

Dauer	½ – 1 Stunde
Nachbereitung	Die Tücher abnehmen. Das Innentuch mit warmem Wasser auswaschen und auswringen. Alle Tücher luftig zum Trocknen aufhängen.
Nachruhe	¼ – ½ Stunde

Kupfersulfat-Essenz (Cuprum sulfuricum)

Wirkung

Kupfer hat eine durchwärmende Wirkung und regt die Niere in ihrer aufbauenden Tätigkeit an. Durch die Schwefelkomponente wird diese aufbauende Wirkung noch verstärkt.

Nierenkompresse

Anwendungsgebiete und Tageszeit

- Zur konstitutionellen Nierenbehandlung
- Nierenbedingter Bluthochdruck (Hypertonie)
- Nierenschädigung durch Zuckerkrankheit (Diabetes mellitus).

Diese Anwendung findet am besten am frühen Vormittag statt, um die Nierentätigkeit zu unterstützen, die nach dem Aufwachen wieder vermehrt beginnt.

Kontraindikationen

- Unverträglichkeit gegen Kupfersulfat
- Erste Menstruationstage, falls die Patientin eine Anwendung in der Nierengegend in dieser Zeit als störend empfindet
- Evtl. Hautverletzungen und nässende oder entzündliche Hauterkrankungen im Nierenbereich.

Zu beachten

Kupfersulfat färbt die Fingernägel etwas bläulich, deshalb eventuell Handschuhe anziehen.

Material

- 6 ml Cuprum sulfuricum 20 % Essenz, 300 ml Wasser, ca. 40–42° C
- Flache Schüssel
- Innentuch
- Außentuch, das den Leib großzügig umschließt, mit Sicherheitsnadeln
- Evtl. Einmalhandschuhe oder Haushalts-Gummihandschuhe
- Wärmflasche, ca. 40° C, evtl. Stoffbezug.

Vorbereitung

(Eine genaue Beschreibung siehe Seite 21 ff.)

Das Innentuch auf ca. 20 × 30 cm zusammenlegen. Das Außentuch von den Seiten aus zur Mitte einrollen und mit der Wärmflasche vorwärmen.

Durchführung

In der Schüssel die Essenz-Mischung zubereiten.

Das Außentuch auf Rückenbreite ausrollen und hinter den sitzenden Patienten legen.

Das Innentuch in der Schüssel mit der Essenz-Mischung tränken, kräftig auswringen und auf das Außentuch legen. Beide Tücher zusammen auf die Nierengegend auflegen. Das Innentuch sollte beim Anlegen vom Patienten als «gut warm» empfunden werden, d. h. etwa 2–3° C wärmer als seine Körpertemperatur sein.

Den Patienten zurückliegen lassen. Mit dem Außentuch umhüllen und zusammenstecken.

Von beiden Seiten je eine Wärmflasche so unter die Nierengegend legen, dass die Wirbelsäule frei bleibt.

Patienten mit einem starken Hohlkreuz ein kleines Kissen unter den Rücken geben.

Dauer

½ – ¾ Stunde

Nachbereitung

Die Tücher entfernen. Das Innentuch mit warmem Wasser ausspülen und auswringen, alle Tücher luftig zum Trocknen aufhängen.

Nachruhe

¼ – ½ Stunde

Mädesüß-Essenz (Spirea, Filipendula ulmaria)

Pflanzenbeschreibung

Diese Pflanze blüht in reichen, luftig-weißen Rispen, die intensiv süß duften und dem gemähten Heu einen süßen Geruch verleihen, daher der Name Mädesüß. Sie enthält viel ätherische Öle bis in die Wurzel hinein, außerdem verschiedene Arten von **Salicylsäure**. Aus ihrem lateinischen Namen Spirea entstand die Medikamentenbezeichnung Aspirin.

Wirkung

Mädesüß wirkt schmerzstillend, entzündungshemmend und abschwellend.

Wickel um ein Gelenk

Anwendungsgebiet und Temperatur

- Entzündete und schmerzhafte Gelenke, z. B. bei Arthritis oder Rheuma.

Bei heißen und geschwollenen Gelenken werden diese Wickel eher kühl angelegt, bei kühlen Gelenken entsprechend wärmer. Die Temperatur richtet sich jedoch auch hier nach dem Erleben des Patienten.

Kontraindikation

- Unverträglichkeit gegen Mädesüß
- Evtl. Hautverletzungen und nässende oder entzündliche Hauterkrankungen im Bereich der Wickel.

Material

- 6 ml Spirea 20 % Essenz, 200 ml Wasser, heiß oder körperwarm
- Innentuch
- Außentuch, das das betroffene Gebiet großzügig umschließt, mit Sicherheitsnadeln.

Vorbereitung

Das Innentuch und Außentuch aufrollen.

Durchführung

In der Schüssel die Essenz-Mischung zubereiten, das Innentuch darin tränken, kräftig auswringen und um das betroffene Gelenk wickeln. Bei einem Hand- oder Fußgelenk die ganze Hand bzw. den Fuß miteinbeziehen. Rasch mit dem Außentuch umwickeln und zusammenstecken.

Dauer

½ –1 Stunde

Nachbereitung	Das Innentuch nach dem Entfernen mit warmem Wasser auswaschen, auswringen und alle Tücher luftig zum Trocknen aufhängen. Das betroffene Gelenk mit einem dünnen Tuch noch einige Zeit vor Kälte oder Zugluft schützen.
Nachruhe	¼ – ½ Stunde

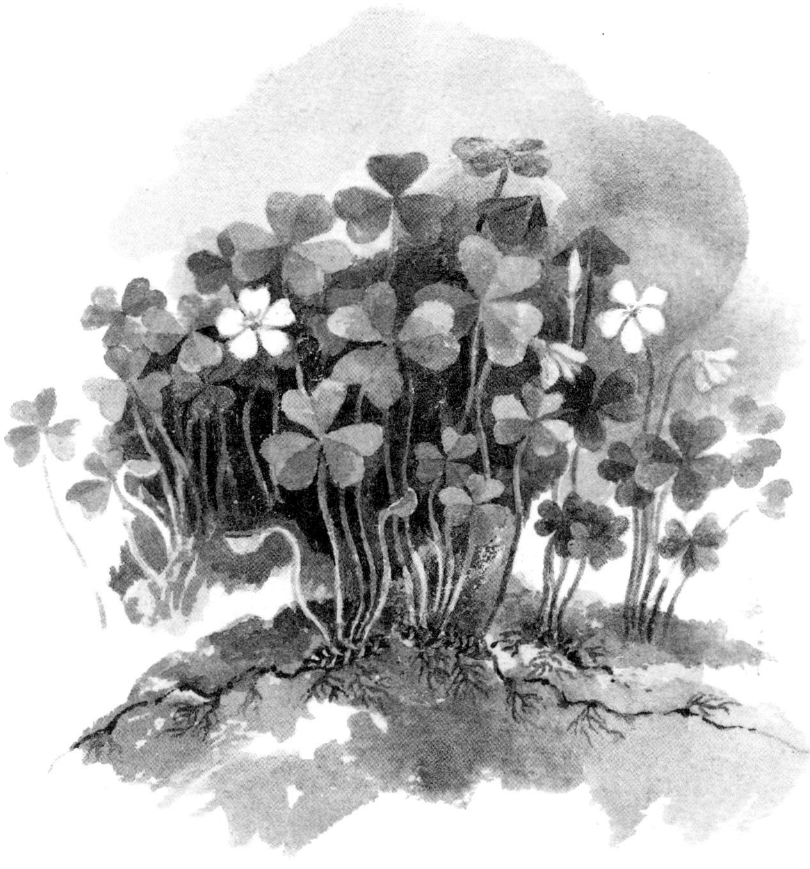

Sauerklee (Oxalis acetosella)

Sauerklee-Essenz (Oxalis acetosella)

Pflanzenbeschreibung

Der Sauerklee ist eine **Waldpflanze**, die im feucht-kühlen Halbschatten wächst und halbvermoderte Baumstümpfe und altes Laub, Wurzeln und Steine mit ihren kleeähnlichen Blättchen manchmal wie mit einer gleichmäßig grünen Decke überzieht. Aus einem zarten, verzweigten Wurzelstock, der flach auf der Erde liegt und sich mit dünnen Wurzeln nur oberflächlich mit der Erde verbindet, erheben sich die 5–10 cm hohen, leicht gebogenen Stängelchen mit den jeweils 3 herzförmigen Teilblättchen. Die Stängel sind im unteren Teil mit einem zarten Rosa überhaucht, die Wurzel ist oft dunkelrot gefärbt.

Der Sauerklee beginnt schon früh im Jahr zu wachsen, er wächst bis tief in den Herbst hinein weiter. Die jungen Blättchen haben anfangs eine **leuchtend frühlingsgrüne** Farbe, später werden sie dunkelgrün, oft können sie überwintern. Die Blätter zeigen ein für Pflanzen erstaunliches und **seltenes Phänomen**: bei Berührung, starkem Wind oder Regen, bei Nacht oder intensiver Sonneneinstrahlung klappen die Seitenblättchen nach unten, eine zuvor geschlossene Blattoberfläche kann dann dünn und stängelig aussehen.

Aus diesem grünen Polster erheben sich im April für kurze Zeit zarte, **weißliche Blüten** mit einer feinen violetten Aderung. Sie enthalten reichlich Nektar und werden gerne von Bienen und Käfern besucht, doch sie bilden nur spärlich Samen aus. Erst in einer zweiten Blütengeneration im Sommer entstehen aus etwas kleineren, noch unscheinbareren Blüten, die sich selbst bestäuben, reichlich Samen.

Eine Sauerkleepflanze sieht sehr zart und fein aus. Die horizontal ausgebreiteten Blättchen wirken **schwerelos leicht** auf den dünnen, kaum sichtbaren Stängelchen, sie bilden sechsblättrige runde Formen, die wie grüne Tropfen auf einer Wasseroberfläche schwimmen.

Die Pflanze schmeckt **säuerlich-erfrischend**, sie enthält viel Oxalsäure und sollte deshalb nicht in zu großer Menge gegessen werden.

Wirkung

Der Sauerklee besitzt eine **starke vegetative Kraft**. Das blütenhafte, farbige und bewegte Element ist zart eingegliedert in das Leben, ohne es zu überwältigen oder ein Wachstumsende zu bewirken.

Er vermag – ähnlich wie die Ameise mit ihrem Ameisengift – Absterbendes, Halbvermodertes wieder in den Kreislauf des Lebens einzugliedern, indem er es in Humus umwandelt.

Sauerklee stärkt die Lebenskräfte im Menschen.

Wenn z. B. nach einem **Schock** der Mensch wie auseinandergerissen wurde, hilft er, dass das Seelisch-Geistige sich wieder mit dem Leiblichen verbinden kann.

Er unterstützt die **aufbauende Stoffwechseltätigkeit** in der Verdauung, damit die aufgenommene Nahrung in den Organismus eingegliedert werden kann.

Oberbauch- und Bauchkompresse

Oberbauch-Kompresse

Anwendungsgebiete und Tageszeit

- Nachbehandlung eines schockartigen Zustandes oder eines traumatischen Ereignisses
- Nervös bedingte vegetative Störungen im Magen-Darm-Bereich.

Diese Kompresse wird meist am Abend, vor der Nachtruhe, angewendet.

Bauchkompresse

Anwendungsgebiete und Tageszeit

- Erschöpfte, geschwächte Patienten
- Unterernährung, z. B. bei Magersucht (Anorexie)
- Verdauungsschwierigkeiten durch Stoffwechselschwäche
- Krampfartige Menstruationsbeschwerden
- Unspezifische Bauchschmerzen ohne das Bedürfnis nach Wärme.

Diese Kompresse wird meist möglichst bald nach dem Mittagessen angewendet oder bei Auftreten der Beschwerden.

Alle Oxalis-Kompressen

Kontraindikationen

- Unverträglichkeit gegen Sauerklee
- Erste Menstruationstage, falls die Patientin eine Anwendung auf dem Bauch in dieser Zeit als störend empfindet
- Evtl. Hautverletzungen und nässende oder entzündliche Hauterkrankungen im Bauchbereich.

Material

- 6 ml Oxalis 20 % Essenz, 300 ml Wasser, mindestens 38 – 40° C
- Flache Schüssel
- Innentuch
- Außentuch, das den Leib großzügig umschließt, mit Sicherheitsnadeln
- Eventuell Wärmflasche, etwas wärmer als Körpertemperatur (ca. 38° C), evtl. Stoffbezug.

Vorbereitung

(Eine genaue Beschreibung siehe Seite 21ff.)

Das Innentuch auf ca. 20 × 30 cm falten. Das Außentuch von den Seiten zur Mitte hin einrollen und mit der Wärmflasche vorwärmen.

Durchführung

Das Außentuch auf Rückenbreite ausrollen, hinter den sitzenden Patienten legen und ihn zurückliegen lassen.

In der Schüssel die Essenz-Mischung zubereiten, das Innentuch darin tränken, kräftig auswringen und auf den Bauch auflegen. Es sollte beim Anlegen Körpertemperatur haben und vom Patienten als angenehm warm empfunden werden.

Rasch das Außentuch gut anliegend darüberdecken und zusammenstecken. Die Wärmflasche eventuell auf die Kompresse geben; manche Patienten benötigen bei dieser Kompresse keine Wärmflasche.

Bei Bedarf ein Spreukissen oder eine Rolle unter die Knie legen.

Dauer

½ – ¾ Stunde

Nachbereitung

Die Tücher abnehmen. Das Innentuch mit warmem Wasser ausspülen und auswringen, alle Tücher luftig zum Trocknen aufhängen.

Nachruhe

¼ – ½ Stunde

Schwefelsalz-Essenz
(Kalium sulfuratum, Kalkschwefelleber)

Zur Herstellung dieser Schwefel-Essenz werden verschiedene Kaliumsalze des Schwefels, zum Teil vulkanischen Ursprungs, verwendet.

Wirkung

Schwefel hat sehr viel Wärme verinnerlicht, die er bei der Verbrennung wieder abgeben kann. Nicht umsonst hat er den Namen Sonnenträger (von lateinisch *sol* = Sonne und *ferro* = tragen) bekommen; er besitzt urbildhaft «sulfurische» Qualität. Durch seine **gestaute vulkanische Hitze** kann er träge gewordene Stoffwechselkräfte anfeuern und aktivieren und stockende Verdauungsprozesse in Bewegung bringen.

Kalium hat eine belebende, den Ätherleib anregende Wirkung.

Leberkompresse

Anwendungsgebiete

- Verhärtungstendenzen der Leber, z. B. Leberzirrhose
- Zum Anregen der Stoffwechselkräfte in der Verdauung
- Lang andauernde (chronifizierte) depressive Zustände.

Diese Kompresse wird meist möglichst bald nach dem Mittagessen angelegt.

Kontraindikationen

- Erste Menstruationstage, da eine heiße Anwendung auf dem Bauch die Blutung zu stark anregen kann
- Unverträglichkeit gegen Schwefel, Antipathie gegen den Geruch
- Hautverletzungen und nässende oder entzündliche Hauterkrankungen im Leberbereich.

Zu beachten

Kalium sulfuratum **riecht intensiv nach faulen Eiern.** Deshalb verwenden wir Einmalhandschuhe zum Auswringen und tränken diese Kompresse immer in Patientennähe, damit das ausgewrungene Innentuch keinesfalls zum Warmhalten in die zusammengeklappte Wärmflasche gelegt werden muss.

Material

- 6 ml Kalium sulfuratum 30 % Essenz, 300 ml heißes Wasser, ca. 75° C
- Flache Schüssel
- Innentuch und Wringtuch
- Einmalhandschuhe
- Außentuch, das großzügig den Leib umschließt, mit Sicherheitsnadeln
- 1 heiße Wärmflasche, evtl. Stoffbezug.

Vorbereitung

(Eine genaue Beschreibung siehe Seite 21 ff.)

Das Innentuch auf ca. 20 × 30 cm zusammenlegen, rollen und in das Wringtuch einrollen. Das Außentuch von den Seiten aus zur Mitte einrollen und mit der Wärmflasche vorwärmen.

Durchführung

Das Außentuch auf Rückenbreite ausrollen, hinter den sitzenden Patienten legen und ihn zurückliegen lassen.

In der Schüssel die Essenz-Mischung zubereiten, das Wringtuch mit dem Innentuch darin tränken und kräftig auswringen.

Das Innentuch aus dem Wringtuch auspacken und so heiß wie möglich auf die Lebergegend legen, rasch mit dem Außentuch gut anliegend bedecken und zusammenstecken.

Die Wärmflasche auf die Kompresse legen.

Dauer

½ – ¾ Stunde

Nachbereitung

Schüssel und Flasche nach dem Gebrauch gut abspülen.

Die Tücher abnehmen. Das Innentuch mit warmem Wasser ausspülen und auswringen, alle Tücher luftig zum Trocknen aufhängen.

Nachruhe

¼ – ½ Stunde

Waldameisen-Essenz (Formica rufa)

Wirkung

Die Waldameise ist für die Lebendigkeit und Gesundheit eines Waldes sehr wichtig. Ameisensäure sorgt dafür, dass Abgestorbenes wieder in den lebendigen Kreislauf aufgenommen werden kann.

Im menschlichen Organismus können durch sie sklerotisierte Verhärtungen oder Ablagerungen aus dem Stoffwechsel aufgelöst und wieder eingegliedert werden.

Herzkompresse

Anwendungsgebiete und Tageszeit

- Nachbehandlung eines Herzinfarktes
- Chronisch verhärtete, sklerotisierte Prozesse am Herzen, z. B. koronare Herzkrankheit.

Diese Herzkompresse wird unabhängig von der Tageszeit angewendet.

Kontraindikationen

- Unverträglichkeit gegen Formica
- Evtl. Hautverletzungen und nässende oder entzündliche Hauterkrankungen in der Herzgegend.

Zu beachten

> Bei einer Herzkompresse ist es ganz besonders wichtig, dass sie in Bezug auf Dauer und Temperatur vom Patienten als angenehm und wohltuend erlebt wird.

Material

- 8 ml Formica 1 % Essenz, 200 ml Wasser, etwa 40 – 42° C
- Kleine Schüssel
- Innentuch, z. B. ein Waschlappen
- Außentuch, etwa 30 × 40 cm, aus leichtem, warmem Stoff.

Vorbereitung

Das Innentuch auf ca. 20 × 30 cm zusammenlegen.

Durchführung

In der Schüssel die Essenz-Mischung zubereiten, das Innentuch darin tränken, kräftig auswringen und auf die Herzgegend auflegen. Es soll beim Anlegen «gut warm» sein, d. h. etwa 2 – 3° C über der Körpertemperatur. Mit dem Außentuch bedecken.

Dauer

½ – ¾ Stunde

Nachbereitung

Die Tücher abnehmen. Das Innentuch mit warmem Wasser auswaschen und auswringen. Alle Tücher luftig zum Trocknen aufhängen.

Nachruhe

¼ – ½ Stunde

Frischsaft aus Ringelblumen-Blüten
(Calendula officinalis)

Wirkung

Die Ringelblume ist eine beinahe wuchernde, üppig wachsende Pflanze mit leuchtenden, wunderbar regelmäßig gestalteten Blüten. Das ganze Kraut ist von einem aromatischen, harzigen Duft durchzogen.

Sie wirkt **wundheilungsfördernd** durch Anregung der Lebenskräfte, gleichzeitig **entzündungshemmend** und die Selbstreinigung einer Wunde anregend.

Wundkompresse

Anwendungsgebiete und Häufigkeit

- Schlecht heilende, evtl. oberflächlich entzündete Wunden unterschiedlichster Art, z. B. Unterschenkelgeschwüre (Ulcus cruris), wundgelegene Stellen (Dekubitus), Einrisse am Damm oder offene Nähte nach einem Dammschnitt (Episiotomie) in der Geburtshilfe
- Offene, blutende oder entzündete Brustwarzen bei stillenden Frauen. Vor dem Stillen die Brustwarzen abwaschen.

Diese Kompressen können – je nach Situation – mehrmals am Tag angewendet werden.

Kontraindikation

- Unverträglichkeit gegen Ringelblumen.

Material

Zur Herstellung des Frischsaftes
- 10 frisch aufgeblühte Blüten
- Scharfes Messer und Wiegemesser, Holzbrett oder Kunststoffbrett
- Große Mörserschale und Stößel
- Glasschale oder kleine Schüssel
- Mehrere große Mullkompressen
- Gefäß zum Aufbewahren: verschließbare Flasche (z. B. Schoppenflasche), Schraubglas oder große Spritze.

Für eine Wundkompresse
- Mullkompressen
- Außentuch mit Sicherheitsnadeln oder elastische Binde
- Je nach Wundverhältnissen Einmalhandschuhe.

Herstellung des Frischsaftes

Die Blüten auf einem angefeuchteten Holzbrett (damit der Saft sich nicht in die Ritzen verliert) oder einem Kunststoffbrett zerschneiden und mit dem Wiegemesser sehr fein zerkleinern. In die Mörserschale geben, mit wenig kaltem, frischem Wasser knapp bedecken und mit dem Stößel zerstampfen. Eine angefeuchtete Mullkompresse über die Schale legen, den Calendula-Brei darauf abgießen und durch Zudrehen der Kompresse den Saft auspressen. Der Pflanzenrest in der Mullkompresse kann nochmals in frisches Wasser getaucht und ausgepresst werden. Den Saft durch eine frische, angefeuchtete Mullkompresse in das mit kochendem Wasser ausgespülte, verschließbare Gefäß gießen oder in die Spritze aufziehen, mit dem Herstellungsdatum beschriften und im Kühlschrank aufbewahren.

Die gebrauchten Mullkompressen und den ausgepressten Pflanzenbrei wegwerfen. Das übrige Material abwaschen und trocknen lassen.

Ein frisch zubereiteter Calendula-Frischsaft hat eine **hellgelbe Farbe**, nach kurzer Zeit wird er orangefarben. Er kann 2–3 Tage benutzt werden.

Anlegen einer Wundkompresse

Eine Mullkompresse mit dem Frischsaft tränken, etwas ausdrücken und auf die Wunde legen. Mit weiteren Mullkompressen abdecken und evtl. befestigen.

Je nach dem Zustand der Wunde gelten die üblichen hygienischen Bedingungen. Bei entzündeten Wunden Einmalhandschuhe verwenden.

Dauer

10–30 Minuten

Nachbereitung

Die Mullkompressen entfernen und wegwerfen. Die Wunde anschließend je nach Verordnung weiterbehandeln.

Frischsaft aus Lebensbaum-Zweigspitzen
(Thuja occidentalis)

Wirkung

Der Lebensbaum ist ein uralter Nadelbaum mit schuppenförmig zusammengezogenen «Blättern», die viele hautreizende ätherische Öle, kampferartige Stoffe und Schleim enthalten. Er besitzt starke, beinahe wuchernde Lebenskräfte.

Er kann eine **Wunde beleben** und dadurch ihre Heilung fördern, gleichzeitig hat er – noch mehr als die Ringelblume – eine **reinigende** und desinfizierende Wirkung und ermöglicht so eine Auflösung von Fremdstoffen bei einer Entzündung.

Wundkompresse

Anwendungsgebiete und Häufigkeit

- Schlecht heilende, entzündete und evtl. übelriechende, «unbelebte» Wunden unterschiedlichster Art, z. B. Unterschenkelgeschwüre (Ulcus cruris), wundgelegene Stellen (Dekubitus), Einrisse am Damm oder offene Nähte nach einem Dammschnitt (Episiotomie) in der Geburtshilfe
- Offene, blutende oder entzündete Brustwarzen bei stillenden Frauen. Vor dem Stillen die Brustwarzen abwaschen.

Diese Kompressen können – je nach Situation – mehrmals am Tag angewendet werden

Kontraindikation

- Unverträglichkeit gegen Thuja.

Material

Zur Herstellung des Frischsaftes
- 4 – 8 Zweigspitzen, jede etwa 5 cm lang
- Scharfes Messer und Wiegemesser, Holzbrett oder Kunststoffbrett
- Große Mörserschale mit Stößel
- Glasschale oder kleine Schüssel
- Mehrere große Mullkompressen
- Gefäß zum Aufbewahren des Frischsaftes: verschließbare Flasche (z. B. Schoppenflasche), Schraubglas oder große Spritze.

Für eine Wundkompresse
- Mullkompressen
- Außentuch mit Sicherheitsnadeln oder elastische Binde
- Je nach Wundverhältnissen Einmalhandschuhe.

Herstellung des Frischsaftes

Die Zweige mit lauwarmem Wasser abwaschen. Auf einem angefeuchteten Holzbrett (damit der Saft nicht in die Ritzen fließt) oder einem Kunststoffbrett zerschneiden, mit dem Wiegemesser sehr fein zerkleinern und in der Mörserschale zerstoßen. Kaltes Wasser zugeben, bis die Masse bedeckt ist. Nach 15–20 Minuten die nun schleimige Masse mörsern, um noch mehr Schleimstoffe zu lösen. Eine angefeuchtete Mullkompresse über die Glasschale legen, den Thujabrei darauf abgießen und durch Zudrehen der Kompresse den Saft auspressen. Den ausgepressten Thujabrei zurück in die Mörserschale geben, nochmals mit frischem Wasser bedecken und mörsern. Wieder abgießen und auspressen. Den ausgepressten Thujarest mit der Mullkompresse nochmals in frisches Wasser tauchen und ein drittes Mal auspressen. Den Thujasaft durch eine frische, angefeuchtete Mullgaze in das mit kochendem Wasser ausgespülte, verschließbare Gefäß gießen oder in die Spritze aufziehen, mit dem Herstellungsdatum beschriften und im Kühlschrank aufbewahren.

Ein Thujafrischsaft hat eine **hellgrüne Farbe** und **riecht herb** und angenehm frisch. Er kann 3 Tage benutzt werden. Obwohl er nach 1–2 Tagen meistens eine bräunliche Farbe bekommt, kann er noch benutzt werden. Sobald er jedoch schlierig wird und faulig riecht, darf er nicht mehr verwendet werden.

Durchführung einer Wundkompresse

Eine Mullkompresse mit dem Frischsaft tränken, etwas ausdrücken und auf die Wunde legen. Mit weiteren Mullkompressen abdecken und evtl. befestigen.

Je nach dem Zustand der Wunde gelten die üblichen hygienischen Bedingungen. Bei entzündeten Wunden Einmalhandschuhe benutzen.

Dauer

10–30 Minuten

Nachbereitung

Die Mullkompressen entfernen und wegwerfen. Die Wunde anschließend je nach Verordnung weiterbehandeln.

Heilerde

Es gibt verschiedene Arten von Heilerde, die – je nach Herkunft – in ihrer Zusammensetzung leicht variieren; allen gemeinsam ist ein hoher Gehalt an Kieselsäure.

Heilerde wird mit Wasser zu einem Brei angerührt und auf ein Tuch aufgestrichen. Dieses **Kataplasma** (Breiumschlag) wird warm oder kühl aufgelegt und bleibt so lange liegen, **bis die Heilerde getrocknet** ist.

Je nach gewünschter Wirkung kann eine **Essenz** (z. B. Arnika, Spirea) oder ein Tee beigefügt werden.

Wirkung

Heilerde wirkt durch die Kieselsäure bei gestauten und entzündeten Prozessen formend. Dank ihrer besonderen inneren Struktur saugt sie während des Trocknungsvorganges Flüssigkeit und mit dieser auch krankmachende Stoffwechselgifte und Bakterien aus dem Körper und wirkt dadurch **entgiftend**. Die dabei entstehende **Verdunstungskälte** bewirkt eine Schmerzlinderung.

Zu beachten

> Die Haut am Anwendungsgebiet sollte immer warm sein, damit die Heilerde **austrocknen** kann. Bei auftretendem Kältegefühl entfernen.
> Die Heilerde nicht in einem oxydationsfähigen Metallgefäß anrühren.

Wickel und Kompressen auf Entzündungen und Wunden

Anwendungsgebiete

- Geschwollene Gelenke, z. B. bei akutem Rheuma oder Gelenkentzündung (Arthritis)
- Insektenstiche, Abszesse, Furunkel u. Ä.
- Venenentzündung (Thrombophlebitis)
- Halsentzündung mit Schluckschmerzen, bei dem Bedürfnis nach einem kühlenden Wickel
- Oberflächliche, eiternde oder nässende Wunden, z. B. Unterschenkelgeschwüre (Ulcus cruris).

Kontraindikation

Keine

Material

- Heilerde, Teelöffel, kaltes oder warmes Wasser
- Kleine Schüssel

- Innentuch: doppelte Lage Stoff, ringsum etwa 2–3 cm größer als die beabsichtigte Auflagefläche
- Einige große Mulltupfer oder Mullgaze
- Evtl. Wärmflasche, warm oder heiß, kleiner Plastikbeutel zum Abdecken
- Bettschutz
- Außentuch und Sicherheitsnadeln, evtl. eine elastische Binde
- Waschlappen zum anschließenden Abwaschen
- Evtl. neutrales Öl, z. B. Olivenöl oder Mandelöl.

Vorbereitung

In der Schüssel die Heilerde mit Wasser zu einem streichfähigen Brei verrühren. Den Brei **3–5 mm dick** auf das Tuch auftragen, dabei allseitig einen Rand freilassen. Da ein trockenes Tuch zu viel Feuchtigkeit aus dem Heilerde-Brei aufsaugen würde, wird es zuvor angefeuchtet.

Mit einer Lage Mull abdecken, damit die Heilerde nicht an der Haut hängenbleibt und das Tuch anschließend leichter entfernt werden kann.

Bei besonders kälteempfindlichen Patienten das Heilerde-Tuch auf der Wärmflasche etwas anwärmen, die Wärmflasche dabei mit dem Plastikbeutel abdecken.

Den Bettschutz und das Außentuch unter die zu behandelnde Körperstelle legen.

Durchführung

Das Kataplasma mit der «Mullseite» zur Haut des Patienten auflegen, mit dem Außentuch bedecken und zusammenstecken.

Je nach Anwendungsort und Situation des Patienten zusätzlich mit der Binde befestigen, damit keine Heilerde «herauskrümeln» kann.

Dauer

Mindestens 1–2 Stunden. Die Heilerde sollte nach dieser Zeit unbedingt trocken sein.

Nachbereitung

Die Haut nach dem Entfernen des Kataplasmas mit lauwarmem Wasser abwaschen und abtrocknen. Bei einem anschließenden Trockenheitsgefühl ein Öl auftragen.

Das Innentuch entweder wegwerfen oder mit warmem Wasser auswaschen.

Die Wärmflasche abspülen, falls kein Plastik zum Abdecken verwendet wurde.

Das gebrauchte Material versorgen.

Nachruhe

¼–½ Stunde

Honig

Naturreiner Blütenhonig von guter Qualität, der nicht zu dünnflüssig, aber auch nicht zu fest sein soll, wird auf ein Baumwolltuch aufgestrichen und über mehrere Stunden aufgelegt.

Zur Wundbehandlung verwenden wir manchmal Honig, der so dünnflüssig ist, dass er mit einer Spritze aufgezogen werden kann.

Wirkung

Honig, der von den Bienen aus Blütenpollen und Nektar gesammelt wird und in der Wärme des Bienenstockes entsteht, enthält eine besondere **Wärmequalität** und wirkt mild durchwärmend und beruhigend auf gereizte und empfindliche Stellen. Die sechseckige Wabenstruktur, in der die Bienen heranwachsen und in der auch der Honig heranreift, vermittelt dem Honig eine **Formkraft**, durch die er antibakteriell, entzündungshemmend und reinigend wirken kann.

Zu beachten

> Bei Diabetikern kann durch eine Honigbehandlung eine Hyperglycämie ausgelöst werden.

Wickel und Kompressen auf Bronchien, Hals und Wunden

Anwendungsgebiete

- Bronchitis mit schmerzhaftem Reizhusten
- Halsschmerzen mit Schluckbeschwerden und starker Reizung
- Infizierte Wunden, z. B. Unterschenkelgeschwüre (Ulcus cruris), wundgelegene Stellen (Dekubitus).

Kontraindikation

- Unverträglichkeit gegen Honig.

Material

- Honig, Spatel
- Innentuch: doppelte Lage Stoff, ringsum 2–3 cm größer als die Auflagefläche
- Mullkompressen oder beschichtete Wundgaze
- Außentuch mit Sicherheitsnadeln, evtl. elastische Binde
- Wärmflasche, warm oder heiß, kleiner Plastikbeutel zum Abdecken.

Vorbereitung

Den Honig hauchdünn auf das Tuch, die Mullkompresse oder Gaze aufstreichen, dabei ringsum einen Rand freilassen. Bei besonders kälteempfindlichen Stellen auf der Wärmflasche bis auf Körpertemperatur anwärmen; je nach Temperatur der Wärmflasche wird dies unterschiedlich lange dauern. Die Wärmflasche dabei mit dem Plastikbeutel abdecken.

Durchführung

Das Honigtuch auf die verordnete Körperstelle auflegen und gut befestigen.

Je nach Wundverhältnissen und -größe kann der Honig auch direkt mit einem Spatel auf die Wunde aufgetragen oder mit einer Spritze in das Wundgebiet gegeben werden. In jedem Fall sollte der Honig **nur das Wundgebiet** und nicht die Wundränder bedecken!

Dauer

1 bis mehrere Stunden.
In dieser Zeit sollte die Haut den Honig resorbiert haben.

Nachbereitung

Falls die Haut nach dem Entfernen des Tuches noch klebrig ist, wird sie mit lauwarmem Wasser abgewaschen und getrocknet. Anschließend noch für einige Stunden mit einem dünnen Tuch vor Kälte und Zugluft schützen.

Das bestrichene Tuch wegwerfen.

Die Wärmflasche abwaschen, falls kein Plastikbeutel zum Abdecken verwendet wurde.

Falls bei einer Wundbehandlung eine Mullkompresse am Wundgebiet festklebt, wird sie vorsichtig mit lauwarmem Wasser abgelöst.

Nachruhe

¼ Stunde

Ingwer (Zingiber officinale)

Pflanzenbeschreibung

Die hellbraunen, verzweigten **Ingwerknollen** liegen flach auf dem Erdboden und bilden an verschiedenen Stellen immer weitere rundliche Nebenknollen. Aus diesen dringen lange, dünne und unverzweigte Wurzeln in die Tiefe und rasch emporwachsende, bis zu einem Meter hohe schilfähnliche Triebe mit dunkelgrünen, schmal-lanzettförmigen Blättern in die Höhe. Die Ingwerpflanze stammt aus dem subtropischen Raum, sie benötigt viel Wärme und Feuchtigkeit.

Die Blüten erscheinen an bedeutend kürzeren, blattlosen Blütentrieben. An deren verdicktem Ende sitzen grüne, schuppenartig übereinandergelegte Deckblättchen, aus diesen schieben sich immer wieder vereinzelte, schmale Knospen hervor. In den Abendstunden öffnen sich die **orchideenartigen Blüten** und strecken aus ihrem aufgerissenen «Blütenmaul» eine dunkelrote, gelbgetupfte «Zunge» heraus; am Morgen sind sie bereits verwelkt und vertrocknet.

Eine Ingwerpflanze mit ihren aufrechten Blattsprossen und den waagerecht ausgebreiteten Blättern sieht sehr klar und geradlinig geordnet aus. In diesem dunkelgrünen Blätterwald wirken die halb verborgenen Blüten sehr fremd, geheimnisvoll und überraschend.

Die Knollen werden nach dem Verwelken der Blätter geerntet. Eine **frische Knolle** ist fest und saftig, sie riecht zitronenartig frisch und würzig. Nimmt man ein kleines Stückchen davon in den Mund, erlebt man schnell eine **aromatische und brennende Schärfe**. Blätter, Stängel und auch der Blütentrieb sind von einem ähnlichen, doch etwas weniger intensiv duftenden und schmeckenden Saft durchzogen.

Die ganze Ingwerpflanze enthält viel ätherisches Öl, am meisten findet sich in den Knollen.

Sie hat eine intensive, doch **milde Würzkraft**, die verdauungsanregend wirkt und auch von magenempfindlichen Menschen gut vertragen wird.

Wirkung

Bei der Ingwerpflanze lebt sich die Blüten-Wärmekraft der tropischen Sonne nicht in der Bildung einer großen und farbig leuchtenden Blüte aus, sondern hat sich in der Würzkraft verinnerlicht, die tief in die Pflanze, bis in die wässrige Knolle hinuntergezogen ist. Das Feuer wird dadurch zu einer lang dauernden und **innig glimmenden Glut** abgedämpft.

Ingwer erzeugt eine sanfte und lang anhaltende, von innen kommende Wärme, die sich weit im Körper ausbreiten kann. So können chronisch gewordene Entzündungen wieder angefeuert und geheilt,

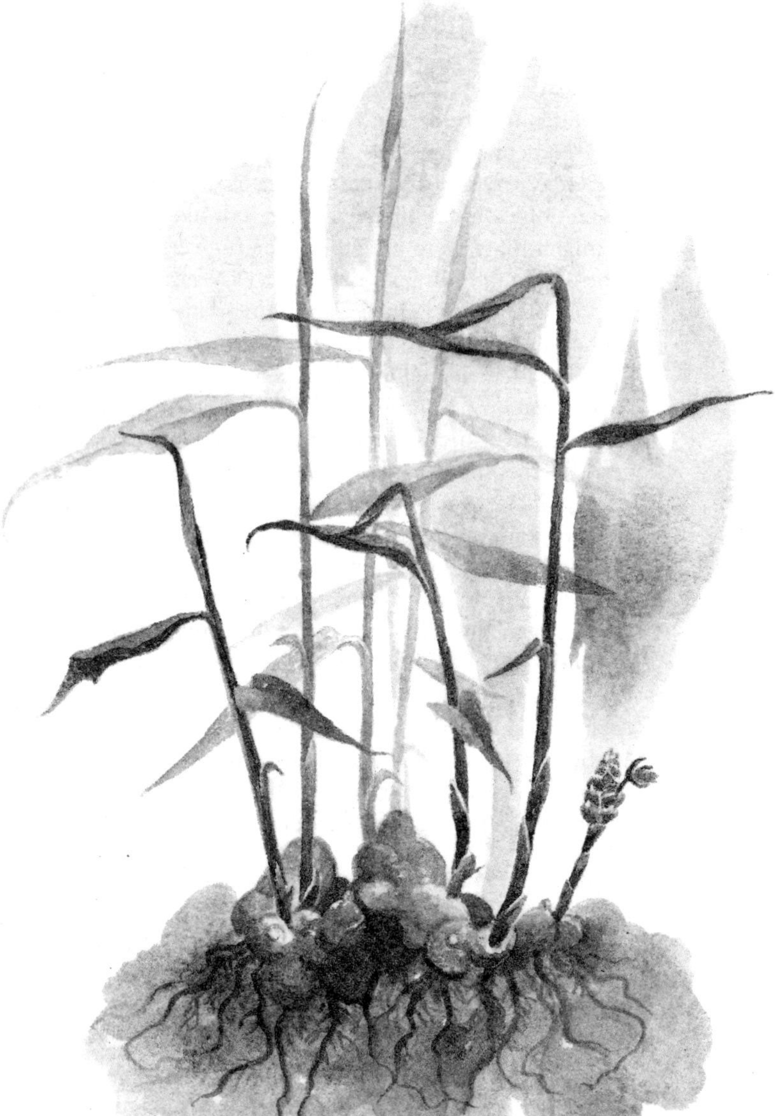

Ingwer (Zingiber officinale)

Verhärtungen aufgelöst oder die Anregung eines Organgebietes erreicht werden.

Durch **Auftragen eines neutralen Öls**, z. B. Mandelöl (Oleum Amygdalae) oder Olivenöl, nach einer Anwendung kann die innere Wärme noch länger gehalten werden.

Während einer Ingweranwendung und auch noch in der Nachruhe schlafen viele Patienten ein oder kommen zumindest in eine **träumende Stimmung** mit einem oft intensiven Bildererleben. Im Anschluss daran wird jedoch meist eine große Wachheit und das Bedürfnis nach Aktivität erlebt.

Zu beachten

Wir verwenden **getrocknetes Pulver** von der Ingwerknolle, das in heißem Wasser angerührt wird. Ein Innentuch wird damit getränkt und körperwarm, ohne zusätzliche Wärmflasche, angelegt.

Die **gewünschte Wärmewirkung** setzt oft erst 5–10 Minuten nach dem Auflegen des Tuches ein. In dieser Zwischenzeit kühlt das warm aufgelegte, feuchte Tuch etwas ab und kann in seltenen Fällen als unangenehm kühl empfunden werden. In diesem Fall können zwei warme Wärmflaschen neben den Patienten in das Bett gelegt werden. Sie sollten aber entfernt werden, sobald die Ingwerauflage zu wärmen beginnt, damit die innere Wärmeentfaltung nicht durch «Wärme von außen» gestört wird. Die Möglichkeit zur eigenen Wärmeentfaltung steigert sich oft bei mehrmaligen Anwendungen.

Bei manchen Menschen können leichte, **allergische Hautreaktionen mit Juckreiz** auftreten. Die Ingwerwirkung kann in diesem Fall abgemildert werden, indem das Innentuch in ein Wringtuch eingerollt wird, bevor man es mit der Ingwerlösung tränkt. Falls der Juckreiz weiterhin auftritt und unangenehm wird, muss die Anwendung abgesetzt werden.

In seltenen Fällen ist eine Unverträglichkeit gegen Ingwer mit Kreislaufbeschwerden und Übelkeit möglich.

Bei einer sehr großen Hitzeentwicklung, einer intensiven Hautrötung oder einem unangenehmen Brennen sollte die Menge des verwendeten Ingwerpulvers reduziert werden.

Durch eine Ingwerkompresse können **innere Bilder** und Erinnerungen an Vergangenes auftauchen und unter Umständen bedrängend wirken.

Der **Blutdruck** kann durch eine Ingweranwendung etwas ansteigen. Vorsicht bei Patienten mit hohem Blutdruck (Hypertonie)!

Kompressen auf die Nierengegend, Brust oder Rücken

Nierenkompresse

Wirkung

Durch diese intensive Durchwärmung wird die Nierenfunktion angeregt, die von der Niere ausgehend in den ganzen Organismus ausstrahlt und mit der Seele und ihrem Eingreifen in den Organismus in einem Zusammenhang steht.

Anwendungsgebiete und Tageszeit

- Zur konstitutionellen Nierenbehandlung, z. B. bei Patienten, die unruhig und gereizt sind, evtl. mit einer Neigung zu überstarker Intellektualität
- Patienten mit einem tiefen Blutdruck (Hypotonie) und vegetativen Störungen
- Bei Patienten, die Mühe haben, in den Tag zu kommen. Sie erleben manchmal, dass sie anschließend «richtig wach» und tatkräftig werden.

Diese Kompresse wird am frühen Vormittag, vielleicht sogar vor dem morgendlichen Aufstehen, angewendet.

Kompresse auf Brust oder Rücken

Wirkung

Durch die tiefe und intensive Wärme werden verfestigte Stoffwechselprozesse in der Lunge wieder angefeuert, zäher Schleim kann aufgelöst und die Lunge dadurch entlastet werden.

Anwendungsgebiete und Tageszeit

- Ausklingende Lungenentzündung (Pneumonie) oder Bronchitis
- «Kalte» (subfebril verlaufende) Pneumonie, wenn z. B. durch Antibiotikagabe das Fieber schnell gesenkt wurde.

Auch diese Kompresse wird im Allgemeinen am Vormittag angewendet.

Um eine «Brustwickel-Wirkung» zu erreichen, legen wir oft gleichzeitig eine große Kompresse auf die Brust und auf den Rücken auf, da ein Innentuch in der benötigten «Wickel-Länge» nur schwer gleichmäßig in der Ingwerlösung zu tränken ist.

Kontraindikationen

- Unverträglichkeit gegen Ingwer
- Erste Menstruationstage bei einer Nierenkompresse, da die Blutung zu stark angeregt werden kann
- Hautverletzungen und nässende oder entzündliche Hauterkrankungen im Bereich der Kompresse.

Alle Ingwer-Kompressen

Material

- 1 gehäufter Teelöffel Ingwerpulver, 500 ml sehr heißes Wasser, ca. 75° C
- Flache Schüssel
- Innentuch und Wringtuch
- Außentuch, das den Leib großzügig umschließt, mit Sicherheitsnadeln
- Evtl. 2 Wärmflaschen, ca. 40° C, evtl. Stoffbezüge
- Waschlappen zum anschließenden Abwaschen
- Neutrales Öl, z. B. Mandel- oder Olivenöl, und Ruhetuch, das den Leib großzügig umschließt.

Vorbereitung

Das Innentuch für eine Kompresse auf ca. 20 × 30 cm zusammenlegen. Das Außentuch von den Seiten zur Mitte hin einrollen und mit den Wärmflaschen vorwärmen.

Durchführung

Bei einer Nieren- oder Rückenkompresse das Außentuch auf Rückenbreite ausrollen und hinter den sitzenden Patienten legen.

In der Schüssel das Ingwerpulver in dem heißen Wasser mit dem Löffel gut und klümpchenfrei verrühren. Das Innentuch so in die Schüssel legen, dass die gesamte Auflagefläche gleichmäßig damit getränkt wird. Auf das ausgebreitete Wringtuch legen, darin einrollen und kräftig auswringen.

Das Innentuch aus dem Wringtuch auspacken und auf das Außentuch legen. Beide Tücher zusammen auf den Rücken auflegen. Dabei darauf achten, dass diejenige Seite des Innentuches, die die Flüssigkeit aufgesaugt hat und an der sich noch ein Teil des Pulvers befindet, auf die Haut des Patienten kommt. Das Innentuch sollte beim Anlegen angenehm warm sein für den Patienten.

Den Patienten zurückliegen lassen. Mit dem Außentuch rasch und gut anliegend zudecken und zusammenstecken.

Nur bei tatsächlichem Bedarf warme Wärmflaschen neben den Patienten legen.

Patienten mit einem starken Hohlkreuz ein kleines Kissen unter den Rücken geben.

Bei einer Brustkompresse das Außentuch auf Rückenbreite ausrollen, hinter den sitzenden Patienten legen und ihn zurückliegen lassen.

In der Schüssel das Ingwerpulver in dem heißen Wasser mit dem Löffel gut und klümpchenfrei verrühren. Das Innentuch so in die Schüssel legen, dass die gesamte Auflagefläche gleichmäßig damit getränkt wird. Auf das ausgebreitete, bereitliegende Wringtuch legen, darin einrollen und kräftig auswringen.

Das Innentuch aus dem Wringtuch auspacken und auf die Brust auflegen. Dabei darauf achten, dass diejenige Seite des Innentuches, die die Flüssigkeit aufgesaugt hat und an der sich noch ein Teil des Pulvers befindet, auf die Haut des Patienten kommt. Das Innentuch sollte beim Anlegen angenehm warm sein für den Patienten. Mit dem Außentuch rasch und gut anliegend zudecken und zusammenstecken.

Nur bei tatsächlichem Bedarf warme Wärmflaschen neben den Patienten legen.

Dauer

Ca. 40 Minuten, die Kompresse soll wohlig warm erlebt werden.

Sie wird entfernt, sobald die Wärme nachlässt, ein anhaltender Juckreiz oder starkes Brennen auftritt oder Unruhe aufkommt.

Unbedingt darauf achten, dass der Patient während dieser Zeit nicht gestört wird!

Wenn ein Patient nach der Kompresse eine sehr **dunkle Stimmung** bekommt oder besondere Mühe hat, anschließend wieder richtig wach zu werden, sollte die Dauer der Anwendung verkürzt werden.

Nachbereitung

Die Tücher abnehmen und die Haut mit körperwarmem Wasser abwaschen, da Reste des Ingwerpulvers zu Hautreizungen mit Jucken oder Brennen führen können.

Behutsam abtrocknen und etwas **Öl** mit wenigen, ruhigen Bewegungen auftragen; dadurch kann die Wärme noch längere Zeit gehalten werden. Anschließend die betroffene Stelle mit dem Ruhetuch noch mindestens ½ Stunde lang bedecken.

Das Innentuch mit warmem Wasser auswaschen und auswringen, alle Tücher luftig zum Trocknen aufhängen.

Nachruhe

20–30 Minuten

In dieser Zeit sollte der Patient möglichst **nicht einschlafen**, da danach das Aufwachen oft sehr schwerfällt. Auch in der Nachruhe sollte er keinesfalls gestört werden.

Einen Patienten, der während der Anwendung **unruhig** wurde, nur 5–10 Minuten nachruhen lassen.

Nach der Nachruhe sollte er aufstehen und **aktiv werden**!

Kartoffeln (Solanum tuberosum)

Frisch gekochte, ungeschälte Kartoffeln werden in ein Tuch eingeschlagen, zerdrückt und so heiß wie möglich aufgelegt.

Wirkung

Gekochte Kartoffeln können über eine sehr lange Zeit Wärme halten. Eine Anwendung mit Kartoffeln wirkt intensiv durchwärmend und dadurch schmerzlindernd und krampflösend.

Halswickel und Brustkompresse

Anwendungsgebiet

- Halsentzündung mit Schluckschmerzen, gereizter Hals, z. B. Angina
- Bronchitis mit hartnäckigem und festsitzendem Husten und quälendem Hustenreiz.

Kontraindikationen

- Evtl. Hautverletzungen und nässende oder entzündliche Hauterkrankungen im Bereich der Auflage.

Material

- Kartoffeln, die Menge richtet sich nach der gewünschten Auflagegröße
- Kochtopf
- Innentuch, 2- bis 3-mal so groß wie die gewünschte Auflagefläche, Klebestreifen
- Brettchen
- Außentuch, mit Sicherheitsnadeln.

Vorbereitung

Die ungeschälten Kartoffeln in Wasser etwa 45 Minuten lang kochen, bis sie weich sind. Das Wasser abgießen und bei offenem Topfdeckel die restliche Flüssigkeit abdampfen lassen. Die Kartoffeln auf das Baumwolltuch legen und mit dem Brettchen auf Fingerdicke zerdrücken. Das Baumwolltuch von allen Seiten her einschlagen, so dass ein Päckchen von der beabsichtigten Auflagegröße entsteht, und mit Klebestreifen zusammenkleben.

Zu beachten

> Frisch gekochte Kartoffeln sind sehr heiß. Die Temperatur der Auflage deshalb vor dem Anlegen gut **am eigenen Unterarm prüfen**.

Durchführung

Das Außentuch einrollen.

Das «Kartoffelpäckchen» auf die entsprechende Körperstelle auflegen, mit dem Außentuch bedecken und zusammenstecken.

Dauer

1 Stunde oder länger, solange das Päckchen warm ist und als angenehm empfunden wird.

Nachbereitung

Die verwendeten Kartoffeln wegwerfen. Das Innentuch mit warmem Wasser auswaschen und auswringen, alle Tücher luftig zum Trocknen aufhängen.

Die behandelte Stelle mit einem dünnen Tuch noch einige Stunden vor Kälte und Zugluft schützen.

Nachruhe

Etwa ½ Stunde, je nach Indikation und Situation des Patienten.

Leinsamen (Linum usitatissimum)

Die Samen vom Echten Lein werden mit Wasser gekocht, bis ein zäher schleimiger Brei entsteht. Dieser wird auf ein Tuch aufgestrichen und als Breiumschlag (**Kataplasma**) möglichst heiß über einige Stunden aufgelegt.

Am besten werden **frisch geschrotete Samen** verwendet, diese können in einer alten Kaffeemühle selbst geschrotet werden. Falls ungeschrotete Samen benutzt werden, müssen sie länger gekocht werden, bis ein schleimiger Brei entsteht.

Wirkung

Leinsamen besitzen durch ihren hohen Gehalt an fetten Ölen starke Wärmequalität und können – einmal erwärmt – über mehrere Stunden Wärme abgeben. Dadurch kann mit diesen Kataplasmen eine anhaltende, sanfte und tiefgehende Durchwärmung erreicht werden.

Mit sehr ähnlicher Wirkung können auch die Samen des **Bockshornklees** (Trigonella foenum-graecum) verwendet werden. Sie enthalten etwas weniger fette Öle als Leinsamen, haben jedoch zusätzlich einen kieseligen Anteil. Sie werden immer ungeschrotet verwendet. Die Zubereitung und Durchführung ist gleich wie bei einem Leinsamen-Kataplasma.

Kompressen auf Stirn- und Nebenhöhlen, das Ohr und schmerzende oder entzündete Stellen

Anwendungsgebiete

- Chronische Stirn- oder Nebenhöhlenentzündung (Sinusitis)
  Evtl. auch im Wechsel mit Meerrettich-Auflagen, um die Haut zu schonen.
- Mittelohrentzündung (Otitis media)
  Diese Kompresse sollte nicht nur den Bereich über der Ohrmuschel bedecken, sondern bereits an der Schläfe ansetzen und um das Ohr herum über den dahinterliegenden Knochen bis zum Haaransatz reichen.
- Schmerzen durch Knochenmetastasen
- Rückenschmerzen durch Muskelverspannungen, z. B. Hexenschuß (Lumbago)
- Halskehre oder akuter Schiefhals (Tortikolis).
- Zur Förderung der Einschmelzung (Reifung) von Furunkeln, Abszessen u. Ä., bis zur völligen Entleerung
- Nagelbettentzündung (Panaritium).

Kontraindikation

- Evtl. nässende oder entzündliche Hauterkrankungen im Bereich der Auflage.

Material

- Leinsamen, 5 Esslöffel Samen ergeben ein Kataplasma von etwa 10 × 10 cm Größe
- Wasser, in der doppelten Menge wie die Samen
- Kochtopf und Kochlöffel
- Große Mulltupfer, Mullgaze oder dünnes Tuch, evtl. Heftpflaster
- Evtl. heiße Wärmflasche, kleiner Plastikbeutel zum Abdecken
- Außentuch mit Sicherheitsnadeln, evtl. elastische Binde
- Ruhetuch oder ein geeignetes Kleidungsstück
- Wärmepolster, auf jeder Seite 2–3 cm größer als die Leinsamen-Auflage.

Herstellen eines Wärmepolsters

Watte oder Wolle in eine Mullkompresse, eine dünne Schicht Mullgaze oder ein dünnes Tuch einschlagen und zusammenkleben oder -nähen.

Vorbereitung

Das Wärmepolster auf der Wärmflasche vorwärmen.

In dem Kochtopf die Samen mit kaltem Wasser ansetzen, aufkochen und so lange auf kleiner Flamme köcheln lassen, bis ein zusammenhängender, zäher, **schleimiger Brei** entsteht. Bei geschroteten Samen dauert dies 2–5 Minuten. Dabei **öfters umrühren**, da der Brei leicht anbrennt! Den heißen Brei ca. 1 cm dick in der gewünschten Auflagefläche auf die ausgebreitete Mullgaze oder das Tuch aufstreichen, die Ränder von jeder Seite nach oben schlagen, so dass ein **geschlossenes «Päckchen»** entsteht, und zusammenkleben.

Je nach Entfernung zum Patientenzimmer und noch bevorstehender Vorbereitung des Patienten das Kataplasma auf die heiße Wärmflasche legen, die Wärmflasche dabei mit dem Plastikbeutel abdecken.

Zu beachten

> Ein frisch zubereitetes Kataplasma kann **sehr heiß** sein! Vor dem Anlegen die Temperatur der Auflage deshalb erst am eigenen Unterarm prüfen, um Verbrennungen zu vermeiden.

Durchführung

Das Kataplasma so heiß wie möglich auflegen und das Wärmepolster darauflegen, damit die Wärme möglichst lange gehalten werden kann. Mit dem Außentuch und evtl. einer zusätzlichen Binde befestigen.

Dauer

1 Stunde oder auch länger, solange es vom Patienten als wohltuend warm empfunden wird.

Nachbereitung

Die behandelte Körperstelle anschließend mit dem Ruhetuch oder einem warmen Kleidungsstück bedecken.

Das Kataplasma wegwerfen. Das benötigte Material versorgen.

Die Wärmflasche abwaschen, falls kein Plastikbeutel zum Abdecken verwendet wurde.

Nachruhe

¼ – ½ Stunde

Meerrettich (Armoracia rusticana)

Frisch geriebene Meerrettichwurzel wird in eine Mullkompresse oder ein dünnes Tuch eingeschlagen und eine sehr kurze Zeit aufgelegt.

In «Meerrettich-armen Zeiten» im Sommer kann geriebener Meerrettich ohne Konservierungsstoffe aus dem Glas verwendet werden, oder – in der gleichen Weise und mit ähnlicher Wirkung – eine frisch geriebene Knoblauchzehe (Allium sativum).

Für eine ausklingende Nachbehandlung oder bei sehr empfindlicher Haut kann **Meerrettichsalbe** angewendet werden.

Meerrettich

Meerrettich ist eine sehr vitale Pflanze. Während einiger Jahre bildet er nur eine starke, immer kräftiger werdende Wurzel aus und große, derbe Blätter, bevor er mit unzähligen, unscheinbaren Blüten blüht. Bei dieser Pflanze sind die wirksamen Senföle bis in die Wurzel heruntergedrungen und besitzen eine **überaus feurige Kraft**.

Wirkung

Meerrettich gehört wie der Senf zur Familie der Kreuzblütler und enthält die für diese Familie typischen hautreizenden Allyl-Senföle in sehr starkem Maße. Diese Senföle erzeugen lokal eine «**künstliche Entzündung**» mit Hautrötung und Brennen; eine zu lange Anwendung kann die Haut bis zur Blasenbildung und einer verbrennungsähnlichen Schädigung reizen.

Zu beachten

Der Patient muss über diese im ersten Moment unangenehme, manchmal sogar etwas schmerzhafte Behandlung gut informiert werden, damit er bereit ist mitzumachen. Oft kann unmittelbar im Anschluss daran eine Erleichterung erlebt werden. Eine Meerrettich-Anwendung erfordert eine aufmerksame Begleitung des Patienten, um zusammen mit ihm die «richtige» Anwendungsdauer herauszufinden. Während der Behandlung bleiben wir meist beim Patienten, vor allem bei den ersten Anwendungen.

Eine Meerrettich-Anwendung muss besonders sorgfältig durchgeführt werden, da bereits der Geruch von Meerrettich die **Schleimhäute der Augen** stark reizen kann; während einer Anwendung sollten sie deshalb geschlossen bleiben. Die Hände nach jedem Kontakt mit der geriebenen Wurzel waschen.

Die Haut darf und sollte nach einer Behandlung gerötet sein, diese **Rötung** muss aber vor einer nächsten Anwendung, meist nach 24 Stunden, abgeklungen sein. Wenn die Haut sehr stark gereizt ist, kann ein neutrales Öl, z. B. Mandelöl oder Olivenöl, aufgetragen werden. Ein **zu intensives Brennen** kann wie ein Sonnenbrand mit Combudoron oder Ähnlichem behandelt werden.

Bei einer sehr häufigen Anwendung mit Meerrettich oder bei einer besonders empfindlichen Haut können **Überreaktionen** auftreten mit starkem Brennen, Jucken oder Bläschenbildung. Weitere Behandlungen müssen dann abgesetzt werden. Je nach **Hauttyp** ist die Hautempfindlichkeit verschieden. Menschen mit blonden oder rötlichen Haaren reagieren meist sehr intensiv, oft entspricht die Hauttoleranz der **Sonnenverträglichkeit**.

Kompressen auf Stirn- oder Nebenhöhlen oder den Nacken

Anwendungsgebiete

- Chronische Stirn- oder Nebenhöhlenentzündung (Sinusitis)
- Kopfschmerzen oder beginnende Migräne bei einer Nackenkompresse.

Kontraindikationen

- Unverträglichkeit gegen Meerrettich
- Noch vorhandene Rötung von der letzten Meerrettich-Anwendung
- Hautverletzungen, nässende oder entzündliche Hauterkrankungen im Bereich der Kompresse.

Material

- Meerrettichwurzel
- Messer und Bircher-Raffel
- Mullkompressen oder dünnes Tuch, Heftpflaster
- Zum Abdecken der Kompresse: Waschlappen oder Tuch
- Zum Augenschutz: Waschlappen, Mulltupfer, Zellstofftupfer oder Wattepads, evtl. Vaseline

Vorbereitung

Die Wurzel säubern und eine genügend große Menge reiben. Auf der ausgebreiteten Mullkompresse die vorgesehene Auflagefläche ½ cm dick damit belegen. Wenn die Wurzel bereits etwas **trocken und biegsam weich** ist, kann die geriebene Wurzel mit ein wenig Wasser angefeuchtet werden.

Die Ränder der Mullkompresse von allen Seiten her umschlagen, so dass ein gut **geschlossenes «Päckchen»** in der gewünschten Auflagegröße entsteht, und dieses zusammenkleben.

Durchführung

Das «Meerrettich-Päckchen» auflegen und ohne Druck halten.

Wenn der Patient während der Anwendung zuverlässig die **Augen** geschlossen hält, kann er die Kompresse selbst festhalten und somit Druck und Dauer regulieren.

Falls dies nicht möglich ist, legen wir die Kompresse auf, und der Patient hält sich einen angefeuchteten oder trockenen Waschlappen über die Augen.

Bei **unruhigen Patienten** oder **Kindern** werden die Augen am besten mit Vaseline-bestrichenen Tupfern bedeckt. Die Vaseline nach der Anwendung mit einem trockenen Tuch von den Augenlidern wegwischen.

Dauer

1–3 Minuten, oder noch kürzer.
Die Dauer entscheidet der Patient jedes Mal von neuem.
Sie ist auch abhängig von der Frische und Qualität der Wurzel.

Nachbereitung

Das Meerrettichpäckchen wegwerfen.

Den Waschlappen oder das Tuch mit warmem Wasser auswaschen, auswringen und zum Trocknen aufhängen.

Ölanwendungen mit reinem Eukalyptusöl
(Oleum Eucalypti 100 %)

Das Innentuch wird in heißem Wasser, in das wenige Tropfen reines, ätherisches Eukalyptusöl gegeben wurden, getränkt und als feucht-heiße Kompresse – **ohne zusätzliche Wärmflasche** – aufgelegt.

Eukalyptus

Eukalyptus, der Fieberbaum, ist ein hoher, schnellwachsender Baum aus Australien. Er kann aus feuchtem Grund viel Wasser aufsaugen, bildet jedoch ein hartes Holz und schmale, sehr feste Blätter. Er besitzt eine **starke Licht- und Wärmequalität**, die Blätter enthalten sehr viel ätherisches Öl und können einen starken Duft ausströmen.

Wirkung

Durch die intensive Wärme des Innentuches wird eine Gefäßerweiterung und stärkere Durchblutung sowie eine Entspannung und Krampflösung bewirkt. Nach dem anfänglichen Wärmeimpuls durch das Auflegen des heißen Innentuches kann die durchwärmende Wirkung des Öles ungestört zur Geltung kommen.

Eukalyptusöl hat auch eine antiseptische, entzündungshemmende Wirkung.

Zu beachten

> Damit das feuchte Innentuch nicht auskühlt, ist ein **warmes Außentuch** bei dieser Anwendung besonders wichtig.

Feucht-heiße Blasenkompresse

Anwendungsgebiete und Tageszeit

- Nervöse Reizblase mit häufigem Wasserlösen in der Nacht (Nykturie)
- Akute und chronische Blasenentzündung (Cystitis).

Diese Kompresse wird meist unmittelbar vor der Nachtruhe angewendet oder auch bei auftretenden Beschwerden.

Kontraindikationen

- Erste Menstruationstage, da eine heiße Anwendung auf dem Blasenbereich die Blutung zu stark anregen kann
- Unverträglichkeit gegen Eukalyptus
- Hautverletzungen und nässende oder entzündliche Hauterkrankungen in der Blasengegend.

Material

- 5 Tropfen reines Eukalyptusöl, 300 ml sehr heißes Wasser, ca. 75° C
- Flache Schüssel
- Innentuch und Wringtuch
- Außentuch, das den Beckenbereich großzügig umschließt, mit Sicherheitsnadeln
- Evtl. heiße Wärmflasche.

Vorbereitung

(Eine ausführliche Beschreibung siehe Seite 21 ff.)
Das Innentuch auf ca. 15 × 20 cm zusammenlegen. Das Außentuch von den Seiten aus zur Mitte hin einrollen und mit der Wärmflasche vorwärmen.

Durchführung

Das heiße Wasser in die Schüssel gießen und das Eukalyptusöl hineintropfen; es verteilt sich rasch gleichmäßig auf der Wasseroberfläche.

Das Außentuch auf Rückenbreite ausrollen und hinter den sitzenden Patienten legen. Den Patienten zurückliegen lassen.

Das Innentuch flach auf die Wasseroberfläche legen, so dass das Wasser mit dem Öl gleichmäßig aufgesaugt werden kann. Das Auswringtuch neben der Schüssel ausbreiten. Das Innentuch darauflegen, darin einschlagen und kräftig auswringen. Dann aus dem Wringtuch auspacken und **so heiß wie möglich** auf die Blasengegend auflegen. Dabei darauf achten, dass die Seite, die auf der Wasseroberfläche eintauchte und deshalb mehr Öl aufsaugen konnte, auf die Haut zu liegen kommt. Rasch mit dem Außentuch glatt und gut anliegend bedecken und zusammenstecken.

Dauer

¼ – ½ Stunde

Evtl. schon vorher entfernen, falls die Kompresse als kühl empfunden wird.

Nachbereitung

Die Tücher entfernen. Das Innentuch mit warmem Wasser auswaschen und auswringen. Alle Tücher luftig zum Trocknen aufhängen.

Nachruhe

¼ – ½ Stunde

Feucht-heiße Nierenkompresse

Anwendungsgebiet und Tageszeit

- Akute oder chronische Entzündungen der ableitenden Harnwege (Cystitis, Pyelitis).

Diese Kompresse wird meist unmittelbar vor der Nachtruhe angewendet.

Kontraindikationen

- Erste Menstruationstage, da eine heiße Anwendung auf dem Nierenbereich die Blutung zu stark anregen kann
- Unverträglichkeit gegen Eukalyptus
- Hautverletzungen und nässende oder entzündliche Hauterkrankungen im Bereich der Nieren.

Material

- 5 Tropfen reines Eukalyptusöl, 300 ml sehr heißes Wasser, ca. 75° C
- Flache Schüssel
- Innentuch und Wringtuch
- Außentuch, das den Leib großzügig umschließt, mit Sicherheitsnadeln
- 2 Wärmflaschen, ca. 40° C, evtl. Stoffbezüge.

Vorbereitung

(Eine ausführliche Beschreibung siehe Seite 21 ff.)

Das Innentuch auf ca. 20 × 30 cm zusammenlegen. Das Außentuch von den Seiten aus zur Mitte hin einrollen und mit der Wärmflasche vorwärmen.

Durchführung

Das heiße Wasser in die Schüssel gießen und das Eukalyptusöl hineintropfen; es verteilt sich rasch gleichmäßig auf der Wasseroberfläche.

Das Außentuch auf Rückenbreite ausrollen und hinter den sitzenden Patienten legen.

Das Innentuch flach auf die Wasseroberfläche legen, so dass das Wasser mit dem Öl gleichmäßig aufgesaugt werden kann. Das Auswringtuch neben der Schüssel ausbreiten. Das Innentuch darauflegen, darin einschlagen und kräftig auswringen. Aus dem Wringtuch auspacken, auf das Außentuch legen und beide Tücher zusammen **so heiß wie möglich** auf die Nierengegend auflegen. Dabei darauf achten, dass die Seite, die auf der Wasseroberfläche eintauchte und deshalb mehr Öl aufsaugen konnte, auf die Haut zu liegen kommt. Den Patienten zurückliegen lassen, rasch mit dem Außentuch glatt und gut anliegend umhüllen und zusammenstecken.

Je eine warme Wärmflasche rechts und links neben die Flanke des Patienten legen.

Bei starkem Hohlkreuz dem Patienten ein kleines Kissen unter den Rücken geben.

Dauer

½ – ¾ Stunde, solange die Kompresse als angenehm erlebt wird.

Nachbereitung

Die Tücher entfernen. Das Innentuch mit warmem Wasser auswaschen und auswringen. Alle Tücher luftig zum Trocknen aufhängen.

Nachruhe

½ – ¾ Stunde

Öllappen

Ein mit einem Öl getränktes Tuch wird erwärmt und zusammen mit einem wärmenden Polster über mehrere Stunden aufgelegt.

Anwendungsgebiete

Diese Form der Ölanwendung wird gewählt, wenn ein Öl über mehrere Stunden mit **sanfter Wärme** einwirken soll. Sie eignet sich besonders bei schmerzenden oder berührungsempfindlichen Stellen, wenn eine zusätzliche Aktivierung durch eine Rhythmische Einreibung nach Wegman/Hauschka vermieden werden soll.

Ein Öllappen gibt eine milde Wärme, er gehört zu unseren angenehmsten und wohltuendsten Anwendungen und kann vom Patienten in einer häuslichen Situation ohne Schwierigkeiten selbst durchgeführt werden.

Wir verwenden eine Vielzahl von Ölen. Sie bestehen aus einer neutralen Ölgrundlage (einem fetten Öl, z. B. Olivenöl, Mandelöl oder Erdnussöl), mit einem unterschiedlich hohen Anteil an ätherischen Ölen oder Pflanzenauszügen.

Wirkung

Fette Öle, von der Pflanze in der Sonnenwärme gebildet, sind stofflich gewordene Wärme und können diese über einen langen Zeitraum hinweg abgeben. Dadurch bildet ein Öllappen einen **sanften Wärmemantel**, unter dem chronisch kalte, verhärtete Prozesse wieder angewärmt werden und dadurch heilen können.

Dazu kommt die spezifische Wirkung der verwendeten Heilpflanze.

Eisenhut-Öl auf schmerzende Stellen (Oleum Aconitum napellus 3 % oder 5 %)

Eisenhutöl wird oft auch mit anderen Ölen kombiniert, z. B. Acomit Schmerzöl (mit Kampfer und Lavendel) von WALA.

Wirkung

Beruhigend auf gereizte Nerven.

Anwendungsgebiete

- Schmerzen durch Nervenreizung (z. B. Neuralgie) an unterschiedlichen Körperstellen, Verspannungen und Gelenkbeschwerden.

Größe des Öllappens: Je nach Beschwerden unterschiedlich groß.

Eukalyptus-Öl auf die Blasengegend (Oleum Eucalypti 3 %)

Wirkung

Eukalyptusöl wirkt durchwärmend und dadurch krampflösend und entspannend auf die Blasenmuskulatur, außerdem entzündungshemmend.

Anwendungsgebiete

- Akute und chronische Blasenentzündung (Cystitis)
- Nervöse Reizblase mit häufigem nächtlichen Wasserlassen (Nykturie).

Je nach Bedürfnis des Patienten eine gut warme Wärmflasche auf das Polster auflegen; dies wirkt oft zusätzlich schmerz- und krampflindernd.

Größe des Öllappens: 15 × 20 cm.

Kamillen-Öl auf den Bauch (Oleum Chamomilla 10 %)

Wirkung

Durchwärmend und krampflösend.

Anwendungsgebiete

- Schmerzhafte Krämpfe im Magen-Darm-Bereich
- Nervöse Unruhe in der Nacht
- Krampfartige Beschwerden vor Beginn der Menstruationsblutung.

Größe des Öllappens: Etwa 20 × 30 cm.

Kümmel-Öl auf den Bauch (Oleum Carum carvi 10 %)

Wirkung

Kümmel wirkt krampflösend und blähungstreibend.

Anwendungsgebiete

- Blähungen (Meteorismus)
- Krämpfe im Magen-Darm-Bereich.

Größe des Öllappens: Etwa 20 × 30 cm.

Lavendel-Öl auf oder um die Brust (Oleum Lavandulae 3 %)

Wirkung

Lavendel gibt eine milde Wärme, die auf überreizte Nerven beruhigend, entspannend und harmonisierend wirkt.

Anwendungsgebiete

- Bronchitis mit starkem Hustenreiz
- Zum Ausheilen einer Lungenentzündung (Pneumonie), besonders geeignet bei Kindern
- Schmerzen im Rippenbereich, verursacht durch häufiges Husten
- Spastische Bronchitis.

Je nach Art der Beschwerden kann der Öllappen auf die Bronchien, auf besonders schmerzende Stellen im Rippenbereich oder auch als Wickel rings um den Brustkorb angelegt werden.

Größe des Öllappens: Diese variiert entsprechend.

Solum uliginosum compositum-Öl auf Rücken, Nacken und Schultern

Dieses Öl enthält Moorextrakt (Solum uliginosum), Kastanien (Aesculus), Schachtelhalm (Equisetum arvense) und Lavendelöl (Lavandula). Es wird von der WALA Heilmittel GmbH hergestellt.

Wirkung

Es vermittelt eine wohltuende und umhüllende Wärme und wirkt dadurch beruhigend und entspannend.

Anwendungsgebiete

- Schmerzhafte Verspannungen der Muskulatur, z. B. Hexenschuss (Lumbago), chronische Schmerzzustände

Anwendungsgebiete

- Nervenschmerzen (Neuralgien), z. B. Bandscheibenvorfall (Diskushernie) oder Ischialgie.

Größe des Öllappens:
Ca. 20 × 30 cm für eine Rückenauflage, je nach Beschwerden auch größer.
Ca. 20 × 60 cm für Nacken und Schultern.

Diesen Öllappen auf den Nacken- und Schulterbereich bis etwa zur Mitte der Oberarme legen. Er kann mit dem Tuch in der abgebildeten Weise gut befestigt werden, ohne den Patienten in seiner Bewegungsfreiheit einzuschränken.

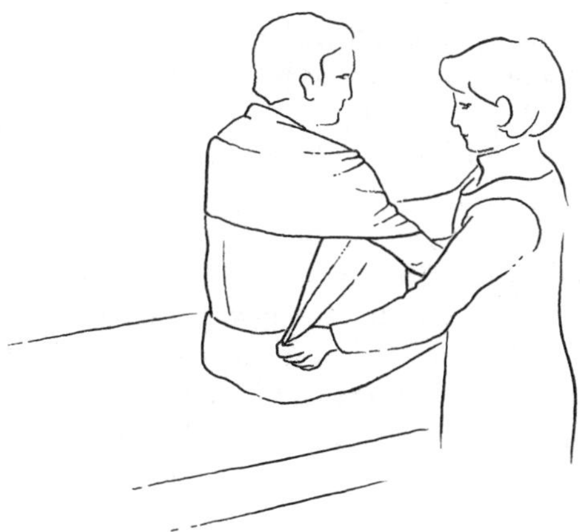

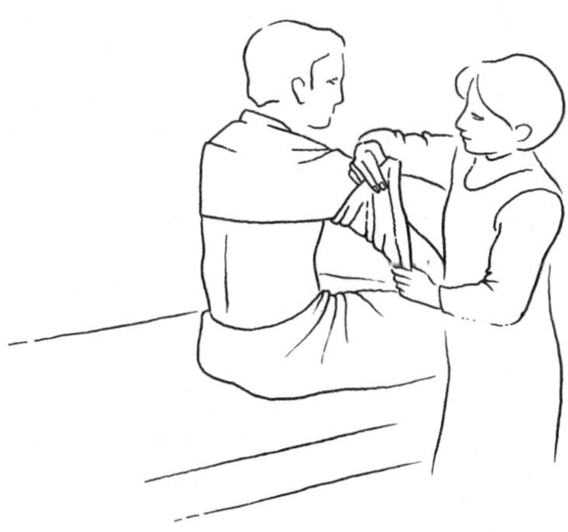

Durchführung der Öllappen-Behandlung

Zeitpunkt der Anwendung

Öllappen werden meistens vor der Nachtruhe angewendet, können aber – je nach Auftreten der Beschwerden – auch zu anderen Tageszeiten angewendet werden.

Kontraindikationen

- Unverträglichkeit gegen die verwendeten Pflanzen oder die Ölgrundlage
- Evtl. Hautverletzungen und nässende oder entzündliche Hauterkrankungen im Bereich der Öllappen.

Material

- Verordnetes Öl
- Innentuch: doppelte Lage Stoff in der gewünschten Größe oder eine Mullkompresse
- Kleiner Plastikbeutel
- Außentuch mit Sicherheitsnadeln oder geeignetes Kleidungsstück
- Wärmepolster, auf jeder Seite 2–3 cm größer als der Öllappen
- Wärmflasche, warm oder heiß.

Wärmepolster

Damit die Wärme möglichst lange gehalten werden kann, bedecken wir den Öllappen mit einem Polster, das aus einem nicht saugfähigen, wärmenden und luftdurchlässigen Material besteht; geeignet dazu ist **unentfettete Watte oder Wolle**. Diese wird am besten in eine Schicht Mullgaze, auch diese sollte unentfettet sein, oder ein dünnes Tuch eingeschlagen und zusammengenäht oder -geklebt.

Herstellung eines Öllappens

Das Tuch soll mit dem verordneten Öl **vollständig und gleichmäßig getränkt** sein. Beim ersten Mal verteilt sich das Öl in dem noch trockenen Gewebe meist nur langsam. Deshalb kann das Tuch, nachdem einige Tropfen Öl daraufgegeben wurden, in dem Plastikbeutel auf einer Wärmflasche etwas angewärmt werden; das erwärmte Öl wird dadurch dünnflüssiger und breitet sich leichter in dem Tuch aus. Anschließend bis zur «Sättigung» mit weiterem Öl betropfen.

Vorbereitung

Vor jeder Anwendung wieder etwas Öl auf das Tuch träufeln. Es sollte immer «satt getränkt» wirken und nach dem ätherischen Öl duften.

Den Öllappen in dem Plastikbeutel erst unmittelbar vor der Anwendung zusammen mit dem Polster und dem Außentuch auf der Wärmflasche auf 1–2° C über Körpertemperatur **anwärmen**; je nach Temperatur der Wärmflasche wird dies unterschiedlich lange dauern. Beim Anlegen soll er angenehm warm sein für den Patienten.

Zu beachten

Ein Öllappen darf nicht zu stark erwärmt werden, da das Öl dadurch schneller ranzig wird und die ätherischen Öle leiden.

Durchführung

Das Tuch und das Polster auf die betroffene Körperstelle auflegen. Mit dem Außentuch bedecken und zusammenstecken oder mit einem gut anliegenden Wäschestück befestigen.

Im Allgemeinen wird bei einem Öllappen keine Wärmflasche dazugegeben, damit die Wärmequalität des Öles nicht von einer Wärmflasche überdeckt wird.

Dauer

1 bis mehrere Stunden.
Der Patient soll während dieser Anwendung keinesfalls schwitzen.

Nachbereitung

Nach dem Entfernen des Öltuches die behandelte Stelle noch einige Stunden mit einem Tuch oder einem geeigneten Kleidungsstück vor Kälteeinwirkung oder Zugluft schützen.

Den Öllappen luftabgeschlossen in dem Plastikbeutel aufbewahren. Öl wird durch Luftzufuhr ranzig, außerdem verflüchtigen sich die ätherischen Öle.

Ein Öllappen kann **mehrere Male verwendet** werden – so oft, bis er «unappetitlich» wird. Je nach Körperstelle und Hautbeschaffenheit des Patienten kann dies bei einer täglichen Anwendung 2–3 Wochen dauern.

Nachruhe

¼ – ½ Stunde

Quark

Ein mit Quark bestrichenes Tuch wird als Kompresse oder Wickel aufgelegt und bleibt bis zum Austrocknen liegen.

Wir verwenden **fettarmen Quark**, wenn möglich in biologischer oder Demeter-Qualität. Fettreicher Quark eignet sich nicht so gut, da er weniger austrocknet.

Zu dem Quark können – je nach Anwendungsgebiet und gewünschter Wirkung – verschiedene **Essenzen** (z. B. Arnika, Spirea) hinzugefügt werden.

Wirkung

Quark entsteht dadurch, dass sich in angesäuerter Milch die flüssige Molke von dem fester werdenden Quark getrennt hat. Dieser Prozess wird während einer Quark-Anwendung fortgesetzt, es tritt weiterhin Molke aus und der Quark wird trocken. Dadurch entsteht ein langsam wirkender, sanfter **Saug-Effekt**, in dem wässrige Stauungen entlastet und Stoffwechselgifte aus dem Körper entzogen werden können.

Eine Quark-Anwendung wirkt bei akuten entzündlichen Prozessen entlastend, kühlend und schmerzlindernd.

Kompressen und Wickel auf entzündete und gestaute Körperteile

Anwendungsgebiete

- Akne, Abszesse, Furunkel, Venenentzündungen, z. B. nach intravenösen Infusionen
- Akute Gelenkentzündungen (Arthritis oder Rheuma), Schleimbeutelentzündung, Gelenkergüsse, Gelenkschwellungen nach einer Operation
- Wickel um Arme oder Beine bei ödematöser Schwellung verschiedener Ursache, z. B. Lymphstauung
- Brustwickel bei gestauten Lungenprozessen, z. B. Pleuraerguss, Lungenentzündung
  Der Patient sollte während eines Brustwickels gut beobachtet werden. Bei auftretendem Engegefühl oder Kreislaufbeschwerden muss die Behandlung abgebrochen werden.
- Kompresse auf den Bauch bei Bauchwassersucht (Aszites).

Kontraindikationen

Milchsäureallergie.

Temperatur

Meist wird eine Quarkauflage, vor allem bei Anwendungen im Rumpfbereich, etwa körperwarm aufgelegt. Bei entzündlichen Prozessen, besonders an den Extremitäten, kann sie aber auch kühl angewendet werden.

Zu beachten

> Quark darf keinesfalls über 40° C erwärmt werden, da sonst das Quarkeiweiß gerinnt und alle Molke austritt.

Material

- Magerquark, 250 Gramm ergeben eine ca. 30 × 30 cm große Auflagefläche
- Spatel oder Teigschaber
- Innentuch: Stoff, ringsum 2–3 cm größer als die beabsichtigte Auflagefläche, oder einige Lagen Zellstoff, ein Haushaltspapier oder eine Mullkompresse
- Evtl. Mullkompressen zum Abdecken
- Außentuch, das den betreffenden Körperteil großzügig umschließt, mit Sicherheitsnadeln
- Evtl. elastische Binden
- Evtl. Wärmflaschen, Anzahl je nach Größe der Auflage, warm oder heiß, kleine Plastikbeutel zum Abdecken
- Bettschutz
- Waschlappen zum anschließenden Abwaschen.

Vorbereitung

Den Quark bereits einige Stunden vor der Verwendung aus dem Kühlschrank nehmen, damit er sich bereits an die Zimmertemperatur angleichen kann. Falls das Innentuch mehrere Male verwendet werden soll, kann eine Mullkompresse daraufgelegt werden, um den Quark anschließend leichter entfernen zu können. Den Quark erst kurz vor der Anwendung **3–5 mm dick** auf das Tuch auftragen, dabei allseitig einen unbestrichenen Rand freilassen. Eventuell mit Mullkompressen bedecken, damit nicht so viel Quark an der Haut hängen bleibt. Oder den Quark auf den Zellstoff, das Haushaltspapier oder die Mullkompresse 3–5 mm dick auftragen und von allen vier Seiten zu einem «Päckchen» einschlagen. Bei kälteempfindlichen Körperstellen auf den Wärmflaschen auf Körpertemperatur anwärmen. Die Wärmflaschen dabei mit den Plastikbeuteln abdecken, da sie durch den Quark weißlich, käsig und klebrig werden.

Durchführung

Den Bettschutz und das Außentuch unter die entsprechende Körperstelle legen. Das «Quarkpäckchen» bzw. das «Quarktuch» mit der Mullseite oder auch direkt zur Haut auflegen, mit dem Außentuch zudecken und zusammenstecken. Eventuell noch mit elastischen Binden umwickeln.

Dauer

1–4 Stunden, je nach Anwendungsort und Indikation evtl. auch über die ganze Nacht.

Der Quark sollte beim Entfernen **krümelig trocken** sein.

Nachbereitung

Die Haut nach dem Entfernen der Quark-Auflage mit körperwarmem Wasser abwaschen und trocknen.

Das Quarkpäckchen bzw. das Quarktuch in den Abfalleimer werfen. Falls das Tuch ein weiteres Mal benutzt werden soll, den Quark mit der Mullkompresse wegwerfen. Dann das Tuch zuerst mit kaltem und dann mit heißem Wasser auswaschen und auswringen. Nach einigen Malen in der Waschmaschine waschen, da es durch die austretende Molke hart wird und nach Käse riecht.

Alle Tücher luftig zum Trocknen aufhängen.

Die Wärmflaschen gründlich mit kaltem Wasser abspülen, falls keine Plastikbeutel zum Abdecken verwendet wurden.

Nachruhe

¼ – ½ Stunde

Kompresse auf die Brustdrüse

Anwendungsgebiet

- Brustdrüsenentzündung (Mastitis) bei stillenden Frauen.

Sobald harte, schmerzhafte oder überwärmte Stellen in der Brustdrüse bemerkt werden, sollte mit diesen Kompressen begonnen werden. Sie werden jeweils **nach dem Stillen** angelegt, in einer akuten Situation am besten nach jedem Stillen. Falls nach 24 Stunden immer noch keine Besserung eingetreten ist, eine Hebamme oder einen Arzt konsultieren.

Meist wird **die ganze Brustdrüse** behandelt, bei einzelnen, klar abgegrenzten Entzündungsstellen kann jedoch auch lokal eine kleinere Kompresse aufgelegt werden.

Ob bei einer Brustentzündung **Mercurialis-** (siehe Seite 55) **oder Quark-Umschläge** gemacht werden, kann die Patientin selbst entscheiden, da sie erlebt, ob ihr heiße, den Milchfluss fördernde, oder kühle, abschwellende Kompressen besser helfen.

In einer **akuten Phase** ist es günstig, wenn nach jedem Stillen Quark-Kompressen und nach einer kurzen Pause vor dem nächsten Stillen Mercurialis-Kompressen angelegt werden können.

Wirkung

Diese Quark-Kompressen wirken kühlend und abschwellend, schmerzlindernd und entzündungshemmend.

Zu beachten

> Quark darf keinesfalls über 40° C erwärmt werden, da sonst das Quarkeiweiß gerinnt und alle Molke austritt!
> Bei Quark-Kompressen auf die Brustdrüse ist es wichtig, dass **hygienisch sauber** gearbeitet wird, um eine weitere Infektion zu verhindern. Deshalb zuvor die Hände waschen und jedes Mal ein frisches Innentuch verwenden.

Kontraindikationen

Milchsäureallergie.

Material

- Magerquark, für eine Kompresse auf eine Brustdrüse etwa 250 g
- Spatel oder Teigschaber
- 1–2 Innentücher: Stoff in der Größe der Brustdrüse bzw. der zu behandelnden Stelle oder einige Lagen Zellstoff, ein Haushaltspapier oder eine Mullkompresse
- Außentuch, ca. 40 cm breit, das den Oberkörper großzügig umschließt, mit Sicherheitsnadeln
- Evtl. 1–2 Wärmflaschen, warm oder heiß, evtl. kleine Plastikbeutel zum Abdecken
- Waschlappen zum anschließenden Abwaschen.

Vorbereitung

Den Quark mindestens eine Stunde vor der Verwendung aus dem Kühlschrank nehmen, damit er sich bereits an die Zimmertemperatur angleichen kann.

Falls die ganze Brustdrüse behandelt wird, in das Tuch eine Aussparung für die Brustwarze schneiden, damit deren Haut nicht aufweicht.

Den Quark erst kurz vor der Anwendung **3–5 mm dick** auftragen, dabei ringsum einen 2–3 cm breiten Rand freilassen. Eventuell mit einer Mullschicht abdecken, damit nicht so viel Quark an der Haut hängen bleibt. Oder den Quark auf den Zellstoff, das Haushaltspapier oder die Mullkompresse **3–5 mm dick** auftragen und von allen vier Seiten zu einem «Päckchen» einschlagen. Falls der Quark noch zu kühl ist, die Brusttücher auf den Wärmflaschen ein wenig anwärmen; je nach Temperatur der Wärmflaschen wird dies unterschiedlich lange dauern. Die Wärmflaschen dabei mit den Plastikbeuteln abdecken.

Durchführung

Das Außentuch auf Rückenbreite ausrollen und hinter die sitzende Patientin legen. Die Patientin zurückliegen lassen.

Die Quarkpäckchen bzw. Quarktücher mit der «Mullseite» oder direkt zur Haut der Patientin auflegen. Mit dem Außentuch glatt und gut anliegend überdecken und zusammenstecken. Die Quarkauflagen sollten beim Anlegen Zimmertemperatur haben; je nach Wunsch der Patientin können sie auch kühler sein.

Dauer

1 bis mehrere Stunden. Der Quark sollte beim Entfernen **krümelig trocken** sein.

Nachbereitung

Nach dem Entfernen der Quark-Auflagen die Haut mit körperwarmem Wasser abwaschen und abtrocknen.

Die Quarkpäckchen bzw. Quarktücher wegwerfen.

Das Außentuch luftig zum Trocknen aufhängen.

Die Wärmflaschen abwaschen, falls kein Plastikbeutel zum Abdecken verwendet wurde.

Nachruhe

¼ – ½ Stunde

Salbenlappen

Ein Tuch wird mit einer **Pflanzensalbe** (mit pflanzlichen Inhaltstoffen), einer **Metallsalbe** (mit metallischen Inhaltstoffen) oder einer **Mischsalbe** (mit pflanzlichen und metallischen Inhaltstoffen) bestrichen und aufgelegt.

Anwendungsgebiete

Diese Form der Salbenanwendung wird gewählt, wenn eine Salbe über mehrere Stunden **ohne zusätzliche Wärmebehandlung** einwirken soll. Sie ist geeignet bei berührungsempfindlichen, schmerzenden oder entzündeten Stellen, wenn eine Substanzauftragung durch eine Rhythmische Einreibung nach Wegman/Hauschka eine unerwünschte Aktivierung bringen könnte.

Entsprechend der unterschiedlichen Wirkungsweise von pflanzlichen und mineralischen Substanzen bestehen diese Salben aus verschiedenen Salbengrundlagen. Beim Bestreichen eines Salbenlappens berücksichtigen wir diese Unterschiede.

Mischsalben werden meistens wie Metallsalben angewendet. Ausnahmen bilden Mischsalben, welche die gleichen Salbengrundlagen haben wie Pflanzensalben.

Wir verwenden die Salben meist in den im folgenden Text angegebenen Stärken.

Salbenlappen mit Metall- und Mischsalben

Metallsalben gibt es in unterschiedlichen Stärken, die je nach Patient und seiner speziellen Indikation vom Arzt angegeben werden. Wir verwenden meist die im Folgenden angegebenen Stärken.

Wirkung

Entsprechend der anthroposophischen Natur- und Menschenerkenntnis stehen die Metalle in einem inneren Zusammenhang mit Planetenkräften, aber auch mit Organen und Organfunktionen im Menschen. Sie sind wie **Tore**, durch die diese kosmischen Bildekräfte auf die entsprechenden Organe ordnend einstrahlen können.

Eine Metallsalbe enthält eine schlecht resorbierbare, aber gut deckende Salbengrundlage, z. B. aus Paraffin und Vaseline. Dadurch entsteht auf einem Metallsalbenlappen eine glänzende Salbenfläche, von der aus die Metallstrahlung wie von einem Spiegel auf die behandelte Körperstelle einwirken kann.

Metallfolien

Seit einigen Jahren werden von der Schweizerischen Weleda metallbeschichtete Folien mit aufgesteppter Baumwolle hergestellt, sogenannte Metallfolien. Bei diesen kann die **strahlende Metallwirkung** besonders gut zur Geltung kommen. Sie werden, eventuell leicht angewärmt, mit der «Stoffseite» auf die Haut aufgelegt. Ihre Anwendungsdauer ist abhängig von der Reaktion des Patienten und kann von knapp ½ Stunde bis zu mehreren Stunden währen.

Blei-Salbe auf die Milzgegend (Unguentum Plumbum 0,4 %)

Anwendungsgebiet

- Zur Anregung der Milztätigkeit.

Zu beachten

> Bei Anwendungen mit Bleisalbe muss wegen der **leichten Giftigkeit** dieses Metalles nach 4 Wochen unbedingt eine Pause eingelegt werden.

Größe des Salbenlappens: Etwa 20 × 25 cm.

Blei-Salbe auf den Kopf (Unguentum Plumbum 0,4 %)

Anwendungsgebiete

- Auf die Scheitelgegend bei Patienten, die eine zu große Offenheit erleben und durch diese mangelnde Abgrenzung nicht richtig zu sich kommen können
- Auf das Hinterhaupt bei sehr großköpfigen Kindern, Kindern mit einem Wasserkopf (Hydrocephalus) oder Rachitis (diese haben oft einen weichen, flachen Hinterkopf)
  Bei diesem Salbenlappen wird die bestrichene Tuchseite nicht direkt aufgelegt, sondern mit einer unbestrichenen Stofflage überdeckt.

Zu beachten

> Bei Anwendungen mit Bleisalbe muss wegen der **leichten Giftigkeit** dieses Metalles nach 4 Wochen unbedingt eine Pause eingelegt werden.

Größe des Salbenlappens: Je nach Kopfgröße unterschiedlich groß.

Gold-Salbe oder Gold-Mischsalbe auf die Herzgegend (Unguentum Aurum 0,1% oder D4)

Es können verschiedene Mischsalben verwendet werden, z. B. mit einem Zusatz von Lavendel (Lavandulae), Rose (Rosa) oder Melisse (Melissa).

Anwendungsgebiete

- Zur Beruhigung und inneren Harmonisierung
- Zur Nachbehandlung eines Herzinfarktes
- Bei Patienten mit dem Erleben einer «Herzunruhe» und Ängsten, Sorgen oder bedrückenden Gedanken, mangelndem inneren Gleichgewicht, besonders in der Nacht.

Diese Salbenlappen werden oft vor der Nachtruhe oder bei auftretenden Beschwerden angewendet.

Größe des Salbenlappens: Etwa 20 × 25 cm.

Kupfer-Salbe auf die Nierengegend (Unguentum Cuprum 0,4 %)

Anwendungsgebiet

- Zur Anregung der aufbauenden Nierenfunktion.

Größe des Salbenlappens: Etwa 20 × 30 cm.

Kupfer-Salbe auf den Oberbauch (Unguentum Cuprum 0,4 %)

Anwendungsgebiet

- Zur Harmonisierung des vegetativen Nervensystems.

Größe des Salbenlappens: Etwa 15 × 25 cm.

Silber-Salbe auf die Blasengegend (Unguentum Argentum 0,4 %)

Anwendungsgebiete

- Blasenschwäche, Urininkontinenz im Alter oder durch eine Blasensenkung nach einer Geburt
- Kinder, die am Tag oder in der Nacht einnässen. Bei diesen wird zusätzlich die Innenseite der Oberschenkel mit Johanniskrautöl (Hypericum perforatum) eingerieben
- Chronische Blasenentzündung (Cystitis).

Größe des Salbenlappens: Etwa 15 × 25 cm.

Zinn-Salbe auf die Lebergegend (Unguentum Stannum 0,4 %)

Anwendungsgebiet

- Zur Anregung ihrer aufbauenden Funktion.

Größe des Salbenlappens: Etwa 20 × 30 cm.

Zinn-Salbe auf Gelenke (Unguentum Stannum 0,4 %)

Wirkung und Anwendungsgebiet

- Gelenkergüsse oder degenerative Erkrankungen, z. B. Arthrose.

Zinn wirkt sowohl bei zu starker Verflüssigungs- wie auch Vertrocknungstendenz regulierend auf den richtigen Wassergehalt.

Größe des Salbenlappens:
Je nach betroffenem Gelenk unterschiedlich.

Kupfer-Salbe auf die Füße und Zink-Salbe auf Scheitelgegend oder Stirn (Unguentum Cuprum D3, Unguentum Zinkum D3)

Anwendungsgebiet und Wirkung

- Patienten mit Multipler Sklerose zur Belebung des Nervensystems (siehe Krankengeschichte Nr. 129, aus A.G. Degenaar: Krankheitsfälle besprochen mit Dr. R. Steiner).

Zeitpunkt

Am frühen Morgen vor dem Aufstehen.

Durchführung

Unmittelbar nach dem Anlegen der Salbenlappen sowie ½ oder 1 Stunde später dem Patienten **5–10 Tropfen Schwefelsäure** (Acidum sulfuricum 5%) in 30–50 ml Wasser zu trinken geben. Da diese Tropfen den Zahnschmelz angreifen können, sollten sie mit einem Trinkhalm eingenommen werden. Nach nochmals ½ oder 1 Stunde die Salbenlappen entfernen.

Die Stärke der verwendeten Salben, Anzahl der Tropfen und Anwendungsdauer wird jeweils vom Arzt verordnet.

Gesamtdauer

1–2 Stunden

Grauspießglanz/Anis-Salbe auf die Magengegend (Unguentum Antimonit/Anisum, magnetisiert)

Anwendungsgebiet

- Verdauungsschwäche (Motilitätsstörungen des Magens).

Diese Patienten leiden oft an einer trägen Verdauung mit Blähungen und haben ein unangenehmes Völlegefühl, als ob das Essen «zu lange im Magen liegenbleibt» (siehe Krankengeschichte Nr. 119, aus A. G. Degenaar: Krankheitsfälle besprochen mit Dr. R. Steiner).

Zeitpunkt

Nach der Mahlzeit, meist nach dem Mittagessen.

Durchführung

Direkt nach dem Auflegen des Salbenlappens sowie nach ½ oder 1 Stunde **10 Tropfen Wegwarte** (Cichorium D3) zu trinken geben. Den Salbenlappen nach nochmals ½ oder 1 Stunde entfernen.

Die Salbenstärke, Anzahl der Tropfen und Dauer der Anwendung wird jeweils vom Arzt verordnet.

Zu beachten

> Diese Salbe ist sehr schwarz und färbt entsprechend, deshalb ist ein **Wäscheschutz** wichtig.

Gesamtdauer

1–2 Stunden

Durchführung der Metallsalbenlappen-Behandlung

Kontraindikationen

- Unverträglichkeit gegen Bestandteile der verwendeten Salbengrundlage
- Evtl. Hautverletzungen und nässende oder entzündliche Hauterkrankungen im Bereich des Salbenlappens.

Material

- Verordnete Salbe, Spatel
- Innentuch: doppelte Lage Stoff, ringsum 2–3 cm größer als die gewünschte Fläche
- Kleiner Plastikbeutel
- Evtl. eine Wärmflasche, warm oder heiß
- Außentuch und Sicherheitsnadeln, elastische Binde oder gut anliegendes Kleidungsstück.

Herstellung eines Salbenlappens

Eine **dünne Schicht** der verwendeten Metallsalbe mit kräftigem Streichen auf das doppelt gelegte Tuch auftragen und diesen Vorgang mehrmals wiederholen, bis eine möglichst gleichmäßig glatte, **glänzende und spiegelnde** Oberfläche entsteht, von der keine Salbenreste mehr abgeschabt werden können. Ringsum einen unbestrichenen Rand lassen.

Vorbereitung

Vor jeder weiteren Anwendung prüfen, ob die Oberfläche des Salbenlappens noch glänzt. Auf matte Flächen erneut Salbe auftragen, bis wieder eine glänzende Oberfläche entsteht.

In den ersten Tagen wird dies täglich notwendig sein, nach einigen Tagen, wenn der Stoff «salbensatt» ist, nur noch alle 2–4 Tage.

Durchführung

Den Salbenlappen auf die verordnete Körperstelle auflegen und mit dem Außentuch, der Binde oder dem Kleidungsstück befestigen.

Dauer

1–8 Stunden

Nachbereitung

Nach dem Entfernen den Salbenlappen im Plastikbeutel aufbewahren.

Ein Salbenlappen kann **mehrere Male verwendet** werden, bei einer täglichen Anwendung etwa 2 Wochen lang. Dies wird je nach Salbenart, der Hautbeschaffenheit und der Körperstelle des Patienten etwas variieren. Sobald der Salbenlappen «unappetitlich» wirkt, wird er weggeworfen.

Nachruhe

¼–½ Stunde

Salbenlappen mit Pflanzensalben

Wirkung

Eine Pflanzensubstanz kann über die Haut in den Organismus aufgenommen werden und ist deshalb in eine gut resorbierbare Salbengrundlage eingearbeitet, die oft aus Wollfett, Bienenwachs und Öl besteht.

Bilsenkraut-Salbe auf den Oberbauch (Unguentum Hyoscyamus 5 %)

Wirkung

Dieser Salbenlappen mit Bilsenkraut, einem giftigen Nachtschattengewächs, wirkt ausgleichend und beruhigend auf das Sonnengeflecht (Solar plexus) und das damit verbundene vegetative Nervensystem.

Anwendungsgebiete und Tageszeit

- Störungen und Verkrampfungen im vegetativen Nervensystem
- Innerliche Erregungszustände bei erschöpften Patienten
- Unruhe und Angstzustände, besonders in der Nacht.

Dieser Salbenlappen wird oft vor der Nachtruhe angelegt.

Größe des Salbenlappens: Etwa 15 × 25 cm.

Bingelkraut-Salbe auf Entzündungen (Unguentum Mercurialis 10 %)

Wirkung

Bingelkraut hat – besonders bei akuten Entzündungen – eine lindernde und heilungsfördernde Wirkung.

Anwendungsgebiete

- Entzündungen im Bereich des Bauchraumes, z. B. Darm (Colitis, Diverticulitis), Blinddarm (Appendicitis), Bauchspeicheldrüse (Pancreatitis), Gallenblase (Cholecystitis)
- Entzündungen im Bereich der Haut, z. B. Furunkel, Abszesse, Nagelbettentzündung (Panaritium)
- Oberflächliche, evtl. entzündete Wunden, z. B. Unterschenkelgeschwüre (Ulcus cruris)
- Brustdrüsenentzündungen (Mastitis) bei stillenden Frauen, zur ausklingenden Nachbehandlung oder evtl. über Nacht im Wechsel mit heißen Mercurialis-Kompressen. Den Salbenlappen in diesem Fall nach jedem Gebrauch wegwerfen.

Wenn ein Bingelkraut-Salbenlappen als schmerzlindernd erlebt wird, kann er als «**Dauersalbenlappen**» über mehrere Tage angewendet werden. Er wird alle 12 Stunden neu bestrichen und nach einer etwa halbstündigen Pause wieder aufgelegt.

Sauerklee-Salbe auf den Bauch (Unguentum Oxalis 10 % oder 30 %)

Anwendungsgebiete und Tageszeit

- Bei erschöpften und geschwächten Patienten
- Schwäche im Verdauungsbereich
- Nervös bedingte, vegetative Störungen im Magen-Darm-Bereich, z. B. spastische, krampfartige Darmbeschwerden.

Dieser Salbenlappen wird oft nach den Mahlzeiten angewendet. Er kann auch angewendet werden, wenn eine feucht-warme Oxalis-Kompresse vom Patienten unangenehm kühl erlebt wird.

Größe des Salbenlappens: Etwa 20 × 30 cm.

Sauerklee-Salbe auf den Oberbauch (Unguentum Oxalis 10 % oder 30 %)

Anwendungsgebiete und Tageszeit

- Nachbehandlung eines schockartigen Zustandes oder traumatischen Erlebnisses.

Dieser Salbenlappen wird meist vor dem Schlafengehen, evtl. über die ganze Nacht aufgelegt, manchmal auch zweimal täglich.

Größe des Salbenlappens: Etwa 15 × 25 cm.

Durchführung der Pflanzensalbenlappen-Behandlung

Kontraindikationen

- Unverträglichkeit gegen die verwendeten Pflanzen oder Bestandteile der Salbengrundlage
- Evtl. Hautverletzungen und nässende oder entzündliche Hauterkrankungen im Bereich der Auflage.

Material

- Verordnete Salbe, Spatel
- Innentuch: doppelte Lage Stoff, ringsum 2–3 cm größer als die gewünschte Auflagefläche
- Kleiner Plastikbeutel
- Evtl. eine Wärmflasche, warm oder heiß
- Außentuch und Sicherheitsnadeln, elastische Binde oder ein gut anliegendes Kleidungsstück.

Herstellung eines Salbenlappens

Die Pflanzensalbe messerrückendick, d. h. etwa **1–2 mm dick**, auf das doppelt gelegte Tuch aufstreichen, dabei ringsum einen unbestrichenen Rand lassen.

Je nach Salbenkonsistenz und Beschaffenheit der Haut wird unterschiedlich viel Salbe aufgenommen. Auf den Salbenlappen jedes Mal möglichst nur so viel Salbe auftragen, wie innerhalb der Anwendungszeit resorbiert werden kann, so dass nach dem Abnehmen des Lappens kaum noch Salbenreste darauf vorhanden sind.

Vorbereitung

Vor jeder weiteren Anwendung wieder eine 1–2 mm dicke Salbenschicht auftragen.

Den Salbenlappen, besonders bei einer Anwendung im Rumpfbereich und bei kälteempfindlichen Patienten, auf der Wärmflasche auf Körpertemparatur anwärmen; je nach Temparatur der Wärmflasche wird dies unterschiedlich dauern.

Zu beachten

> Den Salbenlappen nur wenig über Körpertemperatur erwärmen, da eine zu stark erwärmte Salbe rasch ranzig wird.

Durchführung

Den Salbenlappen auf die verordnete Körperstelle auflegen und mit dem Außentuch, der Binde oder einem geeigneten Kleidungsstück gut befestigen.

Dauer

Mindestens 2 Stunden, evtl. über die ganze Nacht.

Nachbereitung

Nach dem Entfernen eventuell noch vorhandene Salbenreste vom Salbenlappen abschaben. Den Salbenlappen in einem Plastikbeutel aufbewahren, da Pflanzensalben unter Luftzufuhr schneller ranzig werden.

Ein Salbenlappen kann **mehrere Male** wiederverwendet werden, bei einer täglichen Anwendung etwa 14 Tage lang. Dies wird je nach Salbenart, Hautbeschaffenheit und Körperstelle des Patienten unterschiedlich lange sein. Sobald er «unappetitlich» aussieht, wird er weggeworfen.

Nachruhe

¼–½ Stunde

Senf (Brassica nigra)

Pflanzenbeschreibung

Der Schwarze Senf hat eine große Ähnlichkeit mit dem ihm nahe verwandten, weit häufigeren Weißen Senf (Sinapis alba). Er kommt verwildert an Schuttplätzen und Flussufern vor. Durch eine **vergleichende Betrachtung** dieser beiden Pflanzen kann seine Besonderheit erkennbar werden.

Beide sind alte Kulturpflanzen, die zur Öl- und Gewürzgewinnung, als Futter- und Gründüngungspflanzen angebaut werden. Wie viele andere Kreuzblütler sind sie vitale Pflanzen mit einem **intensiven Blütenimpuls** und gedeihen am besten an lichten, durchwärmten Stellen. Sie wachsen rasch und bilden an immer neuen Seitenästen kleine gelbe, schwach süßlich duftende Blüten. Während am oberen Ende der langen Blütenrispen sich die unaufgeblühten Knospen noch oft wie in einem Nest zusammendrängen, reifen unten bereits die runden Samenkörner in den länglichen Schoten.

Im Vergleich zum Weißen Senf wächst der Schwarze Senf **langsamer**. Er ist größer, kräftiger und reicher verzweigt, die Blätter etwas dunkler, manchmal leicht bläulich. Seine Blüten haben ein dunkleres, **intensiveres Gelb** als die schwefelgelben Blüten des Weißen Senfes.

Die Samen sind kleiner und von einer **dunkelbraunen Samenschale** umgeben. Dadurch sieht das gemahlene Mehl dunkel punktiert aus im Gegensatz zum ganz gelben Mehl des Weißen Senfes, der gelbliche Samenkörner besitzt.

Insgesamt wirkt er grüner, saftiger und üppiger, während der Weiße Senf durch den von ihm so rasch aufgenommenen und intensiv wirkenden Blühimpuls wie ausgetrocknet und verbrannt erscheint.

Beim Zerkauen offenbaren die Samen ihre **feurige Kraft**. Die Samen des Weißen Senfes brennen sofort, doch ist dieses Brennen kurz und punktuell. Die Samen des Schwarzen Senfes dagegen entfalten ihren **scharf-bitteren Geschmack** nicht so rasch, dafür hinterlassen sie ein länger anhaltendes Brennen im ganzen Mund. Sie enthalten einen höheren Anteil der brennenden **Senfölglycoside** und werden deshalb zur medizinischen Anwendung bevorzugt. Dagegen wird der Weiße Senf, dessen Samen einen höheren Anteil an fetten Ölen enthalten, zur Herstellung von Speisesenf verwendet.

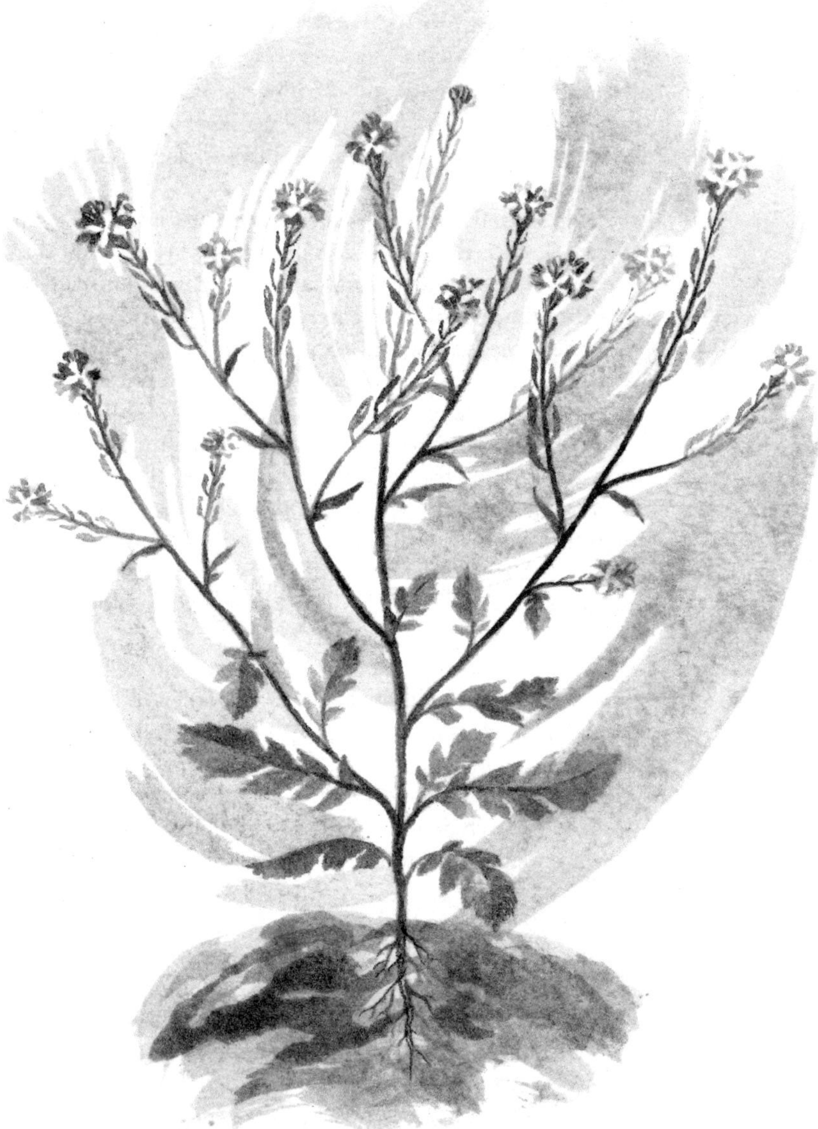

Schwarzer Senf (Brassica nigra)

Wirkung

Die in der Senfpflanze enthaltenen Senföle wirken stark hautreizend und verursachen lokal eine «**künstliche Entzündung**».

An der behandelten Stelle wird die Durchblutung und Stoffwechselaktivität gesteigert, dadurch können von einer anderen entzündeten Stelle **Stoffwechselprozesse abgeleitet** werden. Unter dem Gesichtspunkt der Wesensglieder werden durch die Schmerzempfindung und die stärkere Durchblutung und Erwärmung die oberen Wesensglieder an diese Stelle hingezogen; wir sprechen von einer **inkarnierenden Wirkung**.

Trotz ihrer momentanen, aggressiven Wirkung eignen sich Senf-Anwendungen sehr gut für eine abendliche Behandlung.

Die gemahlenen Senfsamen werden für eine Kompresse oder einen Wickel in ein Tuch eingestreut, angefeuchtet und aufgelegt. Für kleine Kompressen kann auch ein **gebrauchsfertiges Pflaster** verwendet werden, das im Handel erhältlich ist.

Für ein Fußbad werden sie in körperwarmes Wasser eingerührt.

Typischer Verlauf des Brennens

Die brennende Senfwirkung zeigt fast immer einen typischen Verlauf:

In den meisten Fällen setzt das Brennen auf der Haut **beeindruckend rasch** ein und steigert sich in wenigen Minuten bis zu einer **ersten Spitze**. Dann wird es etwas schwächer und bleibt einige Zeit ziemlich konstant; in dieser Phase wird es oft als angenehm erlebt.

Danach nimmt es wieder zu und wird schließlich unerträglich; spätestens jetzt muss die Behandlung beendet werden.

Auch nach dem Entfernen der Senfauflage hält das Brennen weiterhin an und **klingt erst allmählich ab**. Diese Zeitspanne kann einige Minuten bis Stunden betragen, in seltenen Fällen kann es sich in diesem Zeitraum auch noch verstärken. In sehr seltenen Fällen kann es vorkommen, dass die Haut sich Stunden nach der Anwendung noch weiter rötet.

Ölauftragung

Wenn wir mit einer Senf-Anwendung die Durchwärmung und damit Anregung eines Organgebietes erreichen möchten, tragen wir anschließend **ein neutrales Öl** auf. Dadurch wird das Nachbrennen auf der Haut rasch «abgelöscht», das Öl bewirkt an dieser Körperstelle eine langanhaltende und tiefe Durchwärmung.

Durch **ein Öl mit einem ätherischen Zusatz** kann eine weitere therapeutische Wirkung angeschlossen werden, z. B. eine Beruhigung mit Lavendelöl oder Atemanregung mit Eukalyptusöl.

Steht jedoch die ableitende oder bewusstseinsweckende, inkarnierende Wirkung im Vordergrund, tragen wir **kein Öl** auf.

Umgang mit Senf-Anwendungen

Senf-Anwendungen gehören zu den **wirksamsten, aber auch anspruchsvollsten Äußeren Anwendungen**, die uns zur Verfügung stehen. Wir müssen ihre Möglichkeiten und Gefahren gut kennen, um mit Respekt, aber ohne Angst mit ihnen umgehen zu können.

Bei diesen Anwendungen ist es besonders wichtig, dass der Patient **gut informiert** ist über den Ablauf der Behandlung und das Ziel. Wenn er weiß, wie die gewünschte, brennende Wirkung voraussichtlich verläuft, kann er den ersten, brennenden Höhepunkt meist leichter überstehen und dadurch die Senf-Anwendung **besser und länger tolerieren**. Jede Behandlung mit Senf erfordert daher von uns eine besonders sorgfältige Begleitung des Patienten, durch die wir ihm Sicherheit vermitteln.

Kriterien zur Dauer

Bei einer Senf-Anwendung muss jedes Mal gemeinsam mit dem Patienten **die für ihn richtige Dauer** gefunden werden. Bei einer zu kurzen Anwendung kann die gewünschte Wirkung nicht eintreten, bei einer zu langen Anwendung dagegen besteht die **Gefahr einer verbrennungsähnlichen Hautschädigung**.

Eine sorgfältige Wahrnehmung des Patienten und gute Beurteilung seiner momentanen Situation ist deshalb sehr wichtig. Dabei sollten die folgenden Gesichtspunkte beachtet werden:

Je nach **Zustand oder Temperament** muss er entweder zu längerem Aushalten ermuntert oder aber gebremst werden.

Die Hautempfindlichkeit ist je nach **Hauttyp** verschieden: Bei Menschen mit blonden oder rötlichen Haaren ist die Hautreaktion meist sehr intensiv, oft entspricht die Senftoleranz der Sonnenverträglichkeit.

Patienten mit **Sensibilitätsstörungen**, z. B. nach einem Schlaganfall, spüren trotz einer intensiven Hautreaktion oft erst spät ein Brennen. Bei solchen Patienten oder bei **Kindern** schauen wir nach 5–10 Minuten ein erstes Mal unter der Auflage nach, ob die Haut bereits gerötet ist, um dann über die weitere Dauer entscheiden zu können.

Bei Patienten, die sehr schlecht inkarniert sind und dadurch eine **mangelnde Körperempfindung** haben (z. B. bei dissoziativen Zuständen), kann es vorkommen, dass kein Brennen und keine Hautrötung auftritt. In diesem Fall ist die Behandlung nach ca. 15 Minuten abzubrechen; dies bedeutet jedoch nicht, dass die Anwendung deshalb wirkungslos blieb. Beobachtungen über diese Hautreaktionen und eventuelle Veränderungen bei nachfolgenden Senf-Anwendungen können sehr wichtig sein zum Beurteilen des Krankheitsverlaufes.

Allgemeines zur Anwendung

Da das Senfmehl flüchtige, ätherische Allylsenföle enthält, sollte es luftabgeschlossen und lichtgeschützt aufbewahrt werden. Es verliert mit der Zeit an Wirksamkeit, älteres Senfmehl brennt deshalb weniger intensiv.

Die Senföle werden erst durch die **Verbindung mit Wasser aktiviert**. Sie sind recht hitzebeständig und werden erst ab ca. 70° C zerstört.

Brust- oder Rückenkompresse, Brustwickel

Wirkung

Durch die künstlich erzeugte Entzündung an der Haut können aus dem entzündeten Lungenbereich Stoffwechselprozesse an die Haut **abgeleitet** werden. Diese Entlastung wird von manchen Patienten als «innerer Freiraum» erlebt, in den hinein sie wieder besser atmen können.

Nach jeder Brustanwendung tragen wir eine **Eukalyptusölmischung** (Oleum Eucalypti comp.) auf. Dieses Öl enthält ätherisches Eukalyptusöl und Wacholderöl (Oleum Juniperi) sowie Kupfer (Cuprum met. praep. D20). Es durchwärmt, wirkt entzündungshemmend und regt die Atmung an.

Anwendungsgebiete

- Lungenentzündung (Pneumonie)
- Akute oder chronische Brochitis
- Spastische Bronchitis; in diesem Fall wird ein Wickel meist 1- bis 2-mal wöchentlich angewendet.

Kontraindikationen

- Bestehende Hautverletzungen, nässende oder entzündliche Hauterkrankungen im Bereich der Auflage
- Noch nicht abgeklungene Rötung von der letzten Anwendung
- Unverträglichkeit gegen Senf.

Material

- Senfpulver
  für eine Brustkompresse ca. 100 ml Senfpulver
  für einen Brustwickel ca. 400 ml Senfpulver
- Wasser, 39–40° C
- Flache Schüssel
- Senftuch oder Innentuch, 2- bis 3-mal so groß wie die gewünschte Auflagefläche
- Evtl. einige dünne Lagen Zellstoff
- Außentuch, das den Oberkörper großzügig umschließt, und Sicherheitsnadeln

- Bettschutz
- Bei einer Brustkompresse oder einem Brustwickel zum Schutz für die Brustwarzen, auch bei Männern: Zellstofftupfer oder Mullkompressen, evtl. Vaseline
- Bei einem Brustwickel als Schutz für die Achselhöhlen: einige Lagen Zellstoff
- Waschlappen
- Eukalyptusöl (Oleum Eucalypti comp.)
- Ruhetuch, das den Oberkörper großzügig umschließt.

Vorbereitung

Erst kurz vor der Anwendung das Senfmehl **2–3 mm dick** gleichmäßig auf das Senftuch oder Innentuch aufstreuen. Falls ein offenes Innentuch verwendet wird, dieses von allen Seiten so einschlagen, dass ein geschlossenes Päckchen entsteht und kein Senfpulver herausfallen kann.

Dabei keine «leeren», nicht eingestreuten Stoffflächen an den Seiten überstehen lassen, da diese unangenehm kalt und feucht bleiben.

Um das anschließende Auswaschen des Senftuches zu erleichtern, kann unter und auf das Senfmehl je eine dünne Lage Zellstoff gelegt werden.

Durchführung

Das Außentuch auf Rückenbreite ausrollen und zusammen mit dem Bettschutz hinter den sitzenden Patienten legen.

Die Senfauflage unter warmem, fließendem Wasser oder in einer flachen Schüssel gut und **gleichmäßig anfeuchten**, ohne sie dabei zu sehr «auszuwässern». Dann mit flachen Händen vorsichtig ausdrücken, damit sie nicht zu feucht ist.

Beim Anlegen soll die Senfauflage **körperwarm** sein. Darauf achten, dass nur eine Lage Stoff zwischen der Haut des Patienten und dem Senfmehl liegt.

Bei einer Rückenkompresse die Senfauflage auf das Außentuch legen und beide Tücher gemeinsam auf den Rücken auflegen. Den Patienten zurückliegen lassen. Mit dem Außentuch bedecken und zusammenstecken.

Bei einer Brustkompresse den Patienten zurückliegen lassen. Die Brustwarzen mit den Tupfern schützen und die Senfauflage auf die Brust legen. Mit dem Außentuch bedecken und zusammenstecken.

Bei einem Brustwickel die Senfauflage auf die Rückenbreite des Patienten ausrollen und dieses ausgerollte Stück auf das Außentuch legen. Beide Tücher zusammen auf den Rücken legen. Den Patienten zurückliegen lassen und die Achselhöhlen und Brustwarzen zum Schutz bedecken. Die Senfauflage an einer Seite ausrollen, über die

Brust legen und mit dem Außentuch überdecken. Die andere Seite entsprechend behandeln und das Außentuch zusammenstecken.

Dem Patienten die Glocke in die Hand geben bzw. in Rufweite bleiben.

Dauer

Ca. 5–20 Minuten. Die «richtige» Dauer eines Senf-Fußbades richtet sich jedes Mal nach dem Erleben des Patienten und **nicht nach der Uhr** und muss gemeinsam mit ihm gefunden werden. (Siehe S. 128.)

Eine erste Anwendung wird meist etwas kürzer sein, da das Brennen oft beeindruckend rasch einsetzt. Bei zu großer Verunsicherung oder Angst des Patienten ist es sinnvoller, die Behandlung abzubrechen. Bei **nachfolgenden Anwendungen** kann die Dauer dann, je nach den Reaktionen auf die vorherigen Anwendungen, in Absprache mit dem Patienten gesteigert werden.

Nachbereitung

Die Senfauflage entfernen. Die Haut vorsichtig mit körperwarmem Wasser abwaschen und behutsam trockentupfen. Danach mit wenigen, ruhigen Bewegungen das Eukalyptusöl auftragen und mit dem Ruhetuch noch ½–1 Stunde bedecken.

Das Senftuch gründlich mit warmem Wasser auswaschen und auswringen, alle Tücher luftig zum Trocknen aufhängen. Durch das austretende «Senfwasser» wird das Senftuch mit der Zeit gelb, hart und dadurch undurchlässiger und muss nach einigen Malen in der Waschmaschine gründlich gewaschen werden.

Nachruhe

½ – 1 Stunde

Kompresse auf die Nieren- oder Blasengegend, den Oberarm oder die Waden

Kompresse auf die Nierengegend

Wirkung und Anwendungsgebiete

Die Organtätigkeit der Niere anregend.

- Zur konstitutionellen Nierenbehandlung
- Bei Angstattacken
- Als Einschlafhilfe bei Patienten, die innerlich gereizt und sehr erregt sind und deshalb nicht zur Ruhe kommen können.

Größe der Kompresse: ca. 20 × 30 cm.

Kompresse auf die Blasengegend

Wirkung und Anwendungsgebiet

Ableitend bei Stirn- oder Nebenhöhlenentzündung (Sinusitis).

Größe der Kompresse: ca. 10 × 15 cm.

Kompresse auf den Oberarm

Wirkung und Anwendungsgebiet

Ableitend bei Entzündungen im Bauchbereich, z. B. Blinddarmentzündung (Appendizitis), oder bei Halsentzündung (Angina).

Diese Kompresse wird jeweils auf der Streckseite an dem der Entzündung gegenüberliegenden Oberarm angelegt.

Größe der Kompresse: ca. 10 × 15 cm.

Kompressen auf die Waden

Wirkung

Wirkt ableitend auf übersteigerte Stoffwechselprozesse im Kopf und hilft dem Patienten «in seine Beine kommen», sich besser zu inkarnieren.

Wadenkompressen können anstelle eines Senffußbades angewendet werden, wenn der Patient, z. B. wegen zu großer Unruhe, nicht aufsitzen kann. Ein Senffußbad ist jedoch wirksamer.

Größe der Kompresse: ca. 25 × 30 cm, der Wadenmuskel soll vollständig bedeckt sein.

Anwendungsgebiete

- Entzündliche Prozesse im Kopfbereich, z. B. Schnupfen mit dumpfem, benommenem Kopf; Stirn- oder Kieferhöhlenentzündung (Sinusitis)
- Kopfschmerzen mit rotem, gestautem Kopf; beginnende Migräne
- Bei Patienten, die Mühe haben, richtig wach zu werden, mit Benommenheit im Kopf oder einem Wattegefühl in den Beinen
- Gedankenkreisen, das vom Patienten nicht beherrschbar ist
- Unruhe- und Angstzustände.

Kompressen auf Nieren- oder Blasengegend, Oberarm oder Waden

Kontraindikationen

- Bestehende Hautverletzungen, nässende oder entzündliche Hauterkrankungen im Bereich der Kompresse
- Noch nicht abgeklungene Rötung von der letzten Anwendung
- Unverträglichkeit gegen Senf
- Bei Nieren- und Wadenkompressen: Menstruation, da dadurch die Blutung sehr stark angeregt wird
- Bei Wadenkompressen: Venenprobleme, z. B. starke Krampfadern (Varizen), Venenentzündung (Thrombophlebitis).

Material

- Senfpulver, etwa 100 ml für eine Senfauflage von 20 × 30 cm; Wasser, 39 – 40° C
- Flache Schüssel
- Innentuch, 2- bis 3-mal so groß wie die gewünschte Auflagefläche
- Evtl. einige dünne Lagen Zellstoff
- Außentuch, das den Leib, den Oberarm oder je eine Wade großzügig umschließt
- Bei Wadenkompressen evtl. ein weiteres Außentuch, das beide Waden umhüllen kann
- Sicherheitsnadeln
- Bettschutz
- Waschlappen zum anschließenden Abwaschen
- Evtl. Öl je nach Verordnung, Ruhetuch.

Vorbereitung

Erst kurz vor der Anwendung das Senfmehl **2 – 3 mm dick** gleichmäßig auf das Innentuch aufstreuen und dieses von allen Seiten so einschlagen, dass kein Senfpulver herausfallen kann. An den Seiten dürfen keine «leeren», nicht eingestreuten Flächen überstehen, da sie unangenehm feucht und kalt bleiben.

Um das anschließende Auswaschen des Senftuches zu erleichtern, kann unter und auf das Senfmehl je eine dünne Lage Zellstoff gelegt werden.

Durchführung

Bei einer Nierenkompresse das Außentuch auf Rückenbreite ausrollen und zusammen mit dem Bettschutz hinter den sitzenden Patienten legen.

Die Senfauflage unter warmem, fließendem Wasser oder in einer flachen Schüssel **gut und gleichmäßig anfeuchten**, ohne sie dabei zu sehr «auszuwässern». Dann mit flachen Händen vorsichtig ausdrücken, damit sie nicht zu feucht ist.

Die Senfauflage auf das Außentuch legen und zusammen mit dem Außentuch auf den Rücken legen; sie soll beim Anlegen körperwarm sein. Darauf achten, dass nur eine Lage Stoff zwischen der Haut des Patienten und dem Senfmehl liegt. Den Patienten zurückliegen lassen. Mit dem Außentuch bedecken und zusammenstecken.

Bei einer Blasen- oder Oberarmkompresse das Außentuch unter das Becken bzw. den Oberarm legen.

Die Senfauflage unter warmem, fließendem Wasser oder in einer flachen Schüssel **gut und gleichmäßig anfeuchten**, ohne sie dabei zu sehr «auszuwässern». Dann mit flachen Händen vorsichtig ausdrücken, damit sie nicht zu feucht ist.

Die Senfauflage auflegen, sie soll beim Anlegen körperwarm sein. Darauf achten, dass nur eine Lage Stoff zwischen der Haut des Patienten und dem Senfmehl liegt. Mit dem Außentuch bedecken und zusammenstecken.

Bei Wadenkompressen unter beide Unterschenkel den Bettschutz und ein großes Frotteetuch legen. Ein kleines Außentuch unter die erste Wade legen.

Eine Senfauflage unter warmem, fließendem Wasser oder in einer flachen Schüssel **gut und gleichmäßig anfeuchten**, ohne sie dabei zu sehr «auszuwässern». Dann mit flachen Händen vorsichtig ausdrücken, damit sie nicht zu feucht ist. Diese Senfauflage um den gesamten Wadenmuskel legen, sie soll beim Anlegen körperwarm sein. Darauf achten, dass nur eine Lage Stoff zwischen der Haut des Patienten und dem Senfmehl liegt.

Das kleine Außentuch um die Wade decken und zusammenstecken. Bei unruhigen Patienten evtl. mit einer elastischen Binde befestigen.

Die nächste Wade genauso umwickeln.

Eventuell mit einem großen Außentuch beide Beine, inklusive Füße, umhüllen.

Bei allen Kompressen:

Dem Patienten die **Glocke in die Hand** geben bzw. in **Rufweite** bleiben.

Dauer

Ca. 5–20 Minuten. Die «richtige» Dauer einer Senfanwendung richtet sich jedes Mal nach dem Erleben des Patienten und **nicht nach der Uhr** und muss gemeinsam mit ihm gefunden werden. (Siehe S. 128.)

Eine erste Anwendung wird meist etwas kürzer sein, da das Brennen oft beeindruckend rasch einsetzt. Bei zu großer Verunsicherung oder Angst des Patienten ist es sinnvoller, die Behandlung abzubrechen. Bei **nachfolgenden Anwendungen** kann die Dauer dann, je nach den Reaktionen auf die vorherigen Anwendungen, in Absprache mit dem Patienten gesteigert werden.

Nachbereitung

Die Senfauflage entfernen. Die Haut vorsichtig mit körperwarmem Wasser abwaschen und behutsam trockentupfen.

Je nach Indikation anschließend mit wenigen, ruhigen Bewegungen ein neutrales Öl oder ein Öl mit einem ätherischen Zusatz auftragen (siehe Ölauftragung S. 127) und mit einem Ruhetuch noch ½–1 Stunde bedecken.

Das Senftuch gründlich mit warmem Wasser auswaschen und auswringen, alle Tücher luftig zum Trocknen aufhängen. Durch das austretende «Senfwasser» wird das Senftuch mit der Zeit gelb, hart und dadurch undurchlässiger und muss nach einigen Malen in der Waschmaschine gründlich gewaschen werden.

Nachruhe

¼ –½ Stunde

Fußbad

Wirkung

Durch die gesteigerte Stoffwechselaktivität in den Füßen kann **eine Entlastung auf übersteigerte Stoffwechselprozesse** im Kopf bewirkt werden.

Mit dieser Anwendung kann der Patient besser «in seine Beine kommen», d. h. er wird besser **inkarniert.**

Trotz der momentan aggressiven Wirkung des Senfes kann dieses Fußbad vor der Nacht sehr hilfreich sein. Die Beine anschließend evtl. mit Lavendelöl einreiben (siehe Ölauftragung Seite 127).

Anwendungsgebiete

- Entzündliche Prozesse im Kopfbereich, z. B. Schnupfen mit dumpfem, benommenem Kopf; Stirn- oder Kieferhöhlenentzündung (Sinusitis)
- Kopfschmerzen mit rotem, gestautem Kopf; beginnende Migräne
- Morgentief bei depressiven Patienten
- Bei Patienten, die Mühe haben, richtig wach zu werden, mit Benommenheit im Kopf, einem Wattegefühl in den Beinen, kalten Füßen
- Unruhe- und Angstzustände
- Gedankenkreisen
- Einschlafschwierigkeiten, die damit zusammenhängen, dass der Patient am Tag nie richtig wach gewesen ist oder er nicht genügend «loslassen» kann
- Stockender Wochenfluss (Lochienstau) bei Wöchnerinnen.

Kontraindikationen

- Hautverletzungen, nässende oder entzündliche Hauterkrankungen an den Beinen
- Noch nicht abgeklungene Rötung von der letzten Anwendung
- Unverträglichkeit gegen Senf
- Menstruation, da durch ein Senffußbad die Blutung sehr stark angeregt wird
- Venenprobleme, z. B. starke Krampfadern (Varizen), Venenentzündung (Thrombophlebitis).

Material

- Senfmehl, 200 ml für eine große Fußbadewanne mit ca. 25 l, 100 ml für einen Putzeimer mit ca. 10 l
- Fußbadewanne oder großer Putzeimer mit 37–38° C warmem Wasser
- Großes Badetuch oder leichte Decke
- Frotteetuch zum Abtrocknen
- Gefäß zum anschließenden Abspülen der Füße
- Evtl. Öl.

Vorbereitung

Das Senfmehl in den Eimer geben. Das Wasser in der gewünschten Temperatur dazugeben, dabei das Senfmehl **klümpchenfrei darin vermischen.** Wenn das Wasser mit einem Duschkopf eingefüllt wird, sollte der Wasserdruck nicht zu hoch sein, damit das Senfmehl nicht zu sehr schäumt. Das Wasser anschließend mit der Hand einige Male in der Form einer Lemniskate (einer Acht) rhythmisieren.

Durchführung

Der Patient soll während des Fußbades bequem sitzen. Mit dem Tuch oder der Decke die Wanne / den Eimer bis zu seinen Hüften bedecken, damit ihm der Senfgeruch nicht in die Nase steigt und er nicht auskühlt.

Dauer

15–20 Minuten; die «richtige» Dauer eines Senffußbades richtet sich jedes Mal nach dem Erleben des Patienten und **nicht nach der Uhr** und muss gemeinsam mit ihm gefunden werden. (Siehe Seite 128.)

Eine **erste Anwendung** wird meist etwas kürzer sein, da das Brennen oft beeindruckend rasch einsetzt. Bei zu großer Verunsicherung oder Angst des Patienten ist es sinnvoller, die Behandlung abzubrechen. Bei **nachfolgenden Anwendungen** kann die Dauer dann, je nach den Reaktionen auf die vorherigen Anwendungen, in Absprache mit dem Patienten gesteigert werden.

Nachbereitung

Die Füße über der Wanne bzw. dem Eimer mit körperwarmem Wasser **gut abspülen.** Auch zwischen den Zehen dürfen keine Senfreste mehr bleiben, da diese weiter reizen würden. Die Füße dürfen aussehen, als ob sie rote Strümpfe anhätten. Die Füße vorsichtig abtrocknen, evtl. ein neutrales Öl oder ein Öl mit einem ätherischen Zusatz (siehe bei Ölauftragung) mit wenigen, ruhigen Bewegungen auftragen und Strümpfe anziehen lassen.

Das Senfwasser in einen **Ausguss mit großem Abflussrohr** schütten, z. B. in die Toilette. Ein kleines Abflussrohr kann leicht verstopfen.

Die Wanne / den Eimer ausspülen, mit einer Seife reinigen und austrocknen.

Nachruhe

10–20 Minuten. Je nach Situation des Patienten kann sie auch entfallen.

Soda (Natriumcarbonat)

Ein Innentuch wird mit einer Soda-Lösung getränkt und körperwarm auf die Wirbelsäule, meist im Lenden- und Brustwirbelbereich, aufgelegt.

Kompresse auf die Wirbelsäule

Wirkung

Soda regt die Aufbaukräfte an und belebt das Nervensystem.

Anwendungsgebiet

- Multiple Sklerose.

Kontraindikation

- Hautverletzungen, nässende oder entzündliche Hauterkrankungen am Rücken.

Material

- 1 Esslöffel Sodapulver
- 300 ml Wasser, 39–40° C
- Flache Schüssel
- Innentuch
- Außentuch in Rückenbreite, etwa 20 cm länger als das Innentuch
- Großes Außentuch, das den Oberkörper großzügig umschließt, mit Sicherheitsnadeln
- 1 heiße Wärmflasche.

Vorbereitung

(Eine ausführliche Beschreibung siehe Seite 21 ff.)

Das Innentuch auf ca. 20 cm Breite und die gewünschte Länge zusammenlegen. Das Außentuch mit der Wärmflasche vorwärmen. Das große Außentuch von den Seiten aus zur Mitte einrollen.

Durchführung

Der Patient dreht sich in Seitenlage oder sitzt auf. Das große Außentuch auf Rückenbreite ausrollen und hinter seinen Rücken legen. Das kleinere Außentuch darauflegen.

In der Schüssel das Sodapulver mit dem heißen Wasser übergießen und auflösen. Das Innentuch darin tränken, kräftig auswringen und auf das kleine Außentuch legen. Es sollte beim Anlegen **angenehm warm** sein für den Patienten. Den Patienten zurückdrehen bzw. zurückliegen lassen, mit dem großen Außentuch umhüllen und zusammenstecken.

Bei einem Hohlkreuz ein kleines Kissen unter den Rücken legen.

Evtl. eine Knierolle oder ein Spreukissen unter die Knie anbieten.

Von den Seiten her mit der Decke gut zudecken.

Dauer

20–30 Minuten

Nachbereitung

Die Tücher entfernen. Das Innentuch mit warmem Wasser ausspülen und auswringen, alle Tücher luftig zum Trocknen aufhängen.

Nachruhe

Ca. ½ Stunde.

Falls in der Nachruhe Unruhe in den Beinen oder ein unangenehmes Bewusstsein an der Wirbelsäule auftritt, muss die Kompresse evtl. abgesetzt werden.

Tee

Wickel und Kompressen mit Tee werden als feucht-heiße Anwendungen durchgeführt. Die einzige Ausnahme bilden einige Anwendungen mit Schachtelhalm-Tee (Equisetum arvense), die manchmal warm (temperiert) angelegt werden.

Zubereitung eines Tees für Äußere Anwendungen

Wie bei jeder Teezubereitung sollte frisches, kaltes Wasser verwendet werden und der Topf zugedeckt sein, während der Tee zieht oder köchelt.

Am besten ist es, wenn **frisch zubereitete Tees** verwendet werden. Dies gilt besonders für Blütentees, da die aromatischen ätherischen Öle flüchtig sind und sich nach einiger Zeit verändern können. Dies wird deutlich beim Vergleich von Farbe und Aroma eines frisch zubereiteten Tees mit einem Tee, der einige Stunden in einer Thermoskanne aufbewahrt wurde.

Tees aus derben Bestandteilen (Rinde, Stängel, Wurzel ...) enthalten Wirkstoffe, die beständiger sind als ätherische Öle. Diese Tees können 2–3 Stunden vor der Verwendung zubereitet werden.

Zu beachten

Ein Tee für eine Äußere Anwendung soll **stärker sein als ein Tee zum Trinken**. Wir nehmen deshalb etwa die doppelte Menge des getrockneten Krautes und lassen den Tee knapp doppelt so lange ziehen bzw. köcheln.

Je **gröber und derber** die verwendeten Pflanzenteile sind, desto länger und intensiver muss ein Tee zubereitet werden.

Menge

300 ml Tee sind im Allgemeinen ausreichend für eine Kompresse oder einen Wickel.

Das bei uns verwendete Innentuch im Wringtuch kann von dieser Teemenge gut getränkt werden, ohne dass viel Restflüssigkeit übrig bleibt.

Verwendeter Pflanzenteil Teesorte auf 300 ml Wasser	**Zubereitung** 1 Teelöffel Tee-Droge
Blüten (Flos)	
– **Kamille** (Matricaria chamomilla)	Mit kochendem Wasser übergießen, 2–4 Minuten ziehen lassen
Blätter (Folium) *oder Kraut (Herba)*	
– **Wermut** (Artemisia absinthium)	Mit kochendem Wasser übergießen, 2–4 Minuten ziehen lassen
– **Schafgarbe** (Achillea millefolium)	Mit kochendem Wasser übergießen, 3–5 Minuten ziehen lassen
Aromatische Samen	
– **Kümmel** (Carum carvi)	
ganze Samen	Kalt ansetzen, 2–3 Minuten köcheln, 5 Minuten ziehen lassen
gequetscht	Mit kochendem Wasser übergießen, 5–7 Minuten ziehen lassen
Harte, derbe Bestandteile	
– **Schachtelhalm** (Equisetum arvense)	Kalt ansetzen, 15 Minuten köcheln, 5 Minuten ziehen lassen
– **Eichenrinde** (Quercus robur)	Kalt ansetzen, 20 Minuten köcheln, 5 Minuten ziehen lassen

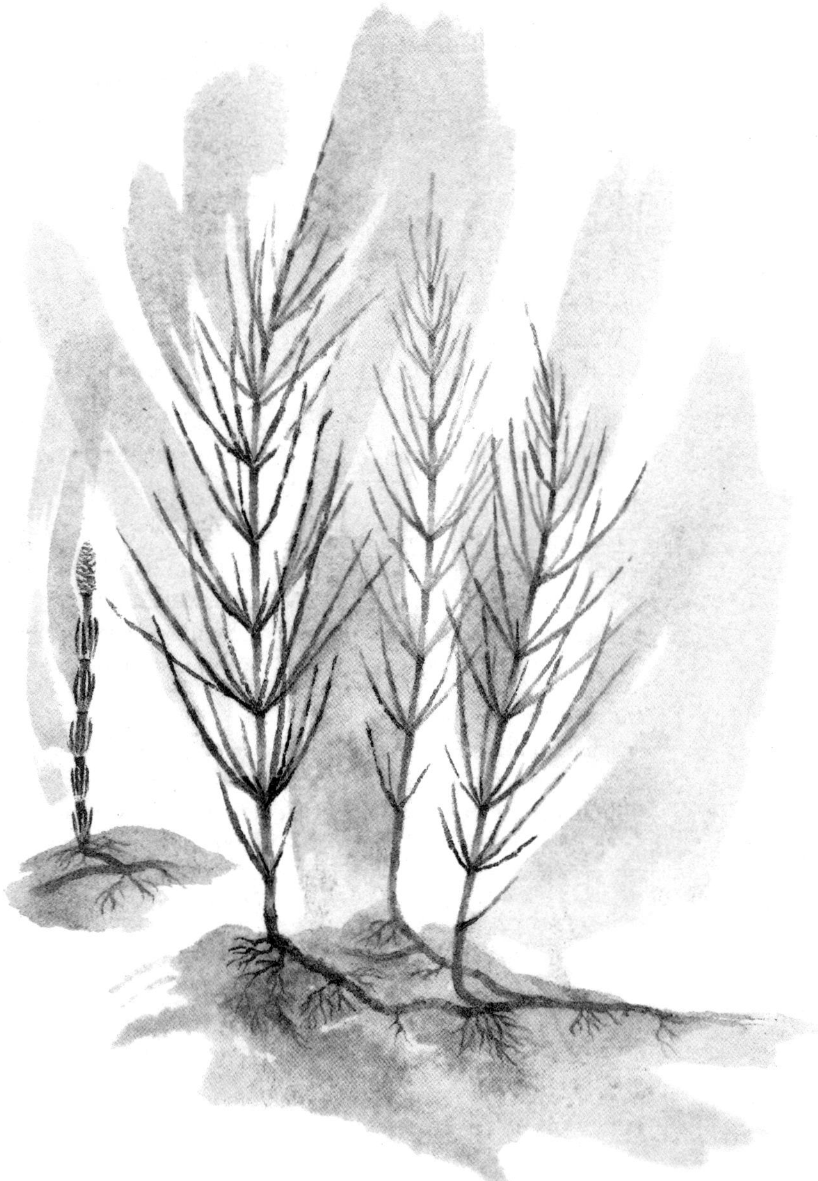

Ackerschachtelhalm (Equisetum arvense)

Ackerschachtelhalm-Tee (Equisetum arvense)

Pflanzen-
beschreibung

Der Ackerschachtelhalm bildet – je nach Entwicklungsstadium – völlig verschiedenartige Pflanzen aus.

Im zeitigen Frühjahr, im März oder April, erscheinen seine **«Blütenorgane»**: blassbraune, etwa 20 cm hohe Triebe mit einem zapfenartigen Ende, an dem hinter sechseckigen Schildchen der grünliche Sporenstaub verborgen ist. Aus diesem Sporenstaub können kleine Vorkeime wachsen und aus diesen wiederum junge Schachtelhalmpflanzen.

So schnell die Sporentriebe erschienen sind, so schnell welken sie dahin und verschwinden, kaum dass sie ihre Sporen ausgeschüttet haben. Und nun wachsen aus dem dunklen, tief unter der Erde kriechenden und reich verzweigten Erdspross die kräftig-grünen, Tannenbaum-ähnlichen Pflanzen hervor. An dem aufrechten Stängel sind die meist unverzweigten Seitentriebe in regelmäßigen Quirlen angeordnet, die ganze Pflanze ist aus kurzen **ineinandergeschachtelten Stängelabschnitten** zusammengesetzt, die sich leicht auseinanderziehen lassen. Dabei kann man entdecken, dass im Inneren des hohlen Stängels oft Feuchtigkeit enthalten ist, obwohl die ganze Pflanze trocken aussieht und sich raschelig dürr und rau anfühlt.

Der oft meterlange, knapp bleistiftdicke Erdspross ist ebenfalls hohl und in einzelne Abschnitte gegliedert. Durch ihn gilt der Schachtelhalm als äußerst **lästiges Unkraut**. Er wächst in Äckern und Wiesen, an Dämmen und Wegen und bevorzugt feuchte, lehmige Sandböden.

Eine Schachtelhalmpflanze besteht aus rhythmisch gegliederten Stängeln ohne Blätter, die nur wenig echte Wurzeln und auch keine wirkliche Blüte besitzen. Der silbrig-grüne Spross, der für medizinische Zwecke verwendet wird, wirkt ausgetrocknet und spröde, mit seinen geradlinig ausstrahlenden Seitenzweigen sehr **strukturiert und geformt**.

Die frische Pflanze erinnert in Geschmack und Geruch ganz leicht an «grünes Gras». Das getrocknete Kraut riecht nach Heu und entwickelt bei längerem Kauen einen schwer definierbaren, etwas krautigen, bitter-süßlichen Geschmack.

In der Pflanze finden sich u. a. Bitterstoffe, Gerbsäure und Oxalsäure, die Asche enthält bis zu 97 % Kieselsäure.

Wirkung

Der Schachtelhalm besitzt starke **salhafte Formkräfte**. Dies zeigt sich in seinem beinahe überformten Aufbau und in seinem hohen Kieselgehalt. Dadurch können im Menschen die vom Nerven-Sinnes-System ausgehenden Formkräfte angeregt werden. So wirkt er bei gestauten Wasseransammlungen formend und kräftigt Haut und Bindegewebe.

Er enthält jedoch auch eine **sulfurische Komponente**, die es ihm ermöglicht, seinen Fortpflanzungsspross dem grünen Trieb vorauszuschicken, und es finden sich in ihm schwefelsaure Salze.

Diese beiden Kräfte durchdringen sich beim Schachtelhalm. Die sechseckigen Schildchen am Sporenzapfen zeigen die typische Formtendenz des Kiesels und die Blattquirle die ausstrahlende Tendenz der Blüte.

Rudolf Steiner spricht in einem Vortrag darüber, dass wir «im Schachtelhalm **Aufbaukräfte** (finden), die genau den Aufbaukräften, die wir im **Nierenorgan** haben, entsprechen» (R. Steiner, Was kann die Heilkunst durch eine geisteswissenschaftliche Betrachtung gewinnen? 17. 7. 1924). Dadurch kann die Niere in ihrer ausscheidenden Funktion angeregt werden, ohne dass die Zusammensetzung des Urins verändert wird.

Durch die **Temperatur** des aufgelegten Innentuches und der Wärmflasche können wir entweder die formenden oder lösenden Kräfte des Schachtelhalmes ansprechen.

Nierenkompresse und Brustwickel

Nierenkompresse

Anwendungsgebiete und verwendete Temperatur

- Chronische Nierenentzündung (Nephritis), zur Anregung der Nierentätigkeit, zur konstitutionellen Nierenbehandlung
- Asthma bronchiale
  In diesen Situationen: **in Körperwärme**, um die gestaltenden Kräfte anzuregen.
- Nierenkolik, Nierensteine
  So heiß wie möglich, um die sulfurischen, lösenden Kräfte anzusprechen.

Anwendungszeitpunkt

Schachtelhalm-Anwendungen auf die Niere werden meist am Vormittag gemacht, um die Nierentätigkeit, die nach dem Aufwachen wieder vermehrt beginnt, zu unterstützen.

Brustwickel

Anwendungsgebiete und verwendete Temperatur

- Bronchitis mit starker Verschleimung
- Ausklingende Lungenentzündung (Pneumonie) mit Pleuraerguss (Pleuritis).
  In Körperwärme, um die gestaltenden Kräfte anzuregen und dadurch die zu wässrig gewordene Lunge wieder zu durchluften.

Nierenkompresse und Brustwickel

Kontraindikationen

- Fieber mit unklarer Ursache
- Erste Menstruationstage, da eine heiße Anwendung auf der Nierengegend die Blutung zu stark anregen kann
- Unverträglichkeit gegen Schachtelhalm
- Evtl. Hautverletzungen und nässende oder entzündliche Hauterkrankungen im Bereich der Auflage.

Material

- 1 Teelöffel Schachtelhalmkraut, 300 ml frisches, kaltes Wasser
- Flache Schüssel
- Innentuch, Wringtuch
- Außentuch, das den Leib großzügig umschließt, Sicherheitsnadeln
- 2 Wärmflaschen, ca. 40° C oder heiß (je nach gewünschter Wirkung), evtl. Stoffbezüge.

Vorbereitung

(Eine ausführliche Beschreibung siehe Seite 21 ff. bzw. 26 ff.)

Das Schachtelhalmkraut mit dem kalten Wasser ansetzen, zugedeckt 15 Minuten köcheln und 5 Minuten ziehen lassen. Diese **lange Zubereitungszeit** ist nötig, um die Kieselsäure zu lösen.

Das Innentuch für eine Nierenkompresse auf 20 × 30 cm zusammenlegen und rollen, für einen Brustwickel auf die passende Breite zusammenlegen und von den Seiten aus zur Mitte hin einrollen. In das Wringtuch einrollen.

Das Außentuch von den Seiten aus zur Mitte einrollen und mit der Wärmflasche vorwärmen.

Durchführung

Bei einer Nierenkompresse das Außentuch auf Rückenbreite ausrollen und hinter den sitzenden Patienten legen. Das Innentuch in die Schüssel geben, mit dem Tee übergießen und kräftig auswringen. Aus dem Wringtuch auspacken und zusammen mit dem Außentuch – je nach gewünschter Wirkung – körperwarm oder so heiß wie möglich auf die Nierengegend legen.

Den Patienten zurückliegen lassen. Mit dem Außentuch rasch und gut anliegend zudecken und zusammenstecken.

Bei einer körperwarmen Kompresse eventuell je eine «gut warme» Wärmflasche neben die Flanken des Patienten legen. Je nach Wärmebedürfnis des Patienten werden manchmal auch keine Wärmflaschen benötigt.

Bei einer heißen Kompresse von beiden Seiten je eine heiße Wärmflasche so unter die Nierengegend legen, dass die Wirbelsäule frei bleibt.

Bei einem Brustwickel das Außentuch auf Rückenbreite ausrollen und hinter den sitzenden Patienten legen. Das Innentuch in die Schüssel geben, mit dem Tee übergießen und kräftig auswringen. Aus dem Wringtuch auspacken, auf die Rückenbreite des Patienten ausrollen und dieses ausgerollte Stück zusammen mit dem Außentuch auf den Rücken auflegen. Es soll beim Anlegen angenehm warm sein für den Patienten. Den Patienten zurückliegen lassen.

Wenn **zu zweit** gewickelt werden kann, werden rechts und links vom Patienten stehend gleichzeitig beide Seiten des Innentuches ganz ausgerollt und in für den Patienten angenehmer Temperatur auf den Körper aufgelegt. Mit dem Außentuch rasch und gut anliegend zudecken und zusammenstecken.

Wenn **alleine** gewickelt wird, das Innentuch an einer Seite vollständig ausrollen, angenehm warm auflegen und mit dem Außentuch rasch und gut anliegend bedecken. Mit der anderen Seite entsprechend verfahren. Das Außentuch zusammenstecken.

Neben die Flanken des Patienten je eine «gut warme» Wärmflasche ins Bett legen.

Zu beachten

> Wärmflaschen, die am Brustbereich aufliegen, können zu Atembeklemmung und Hitzestau im Kopf führen! Der Patient darf aber während der Anwendung keinesfalls unangenehm kalt bekommen.

Dauer ½ – ¾ Stunde

Nachbereitung Die Tücher entfernen. Das Innentuch mit warmem Wasser auswaschen und auswringen, alle Tücher luftig zum Trocknen aufhängen.

Nachruhe ¼ – ½ Stunde

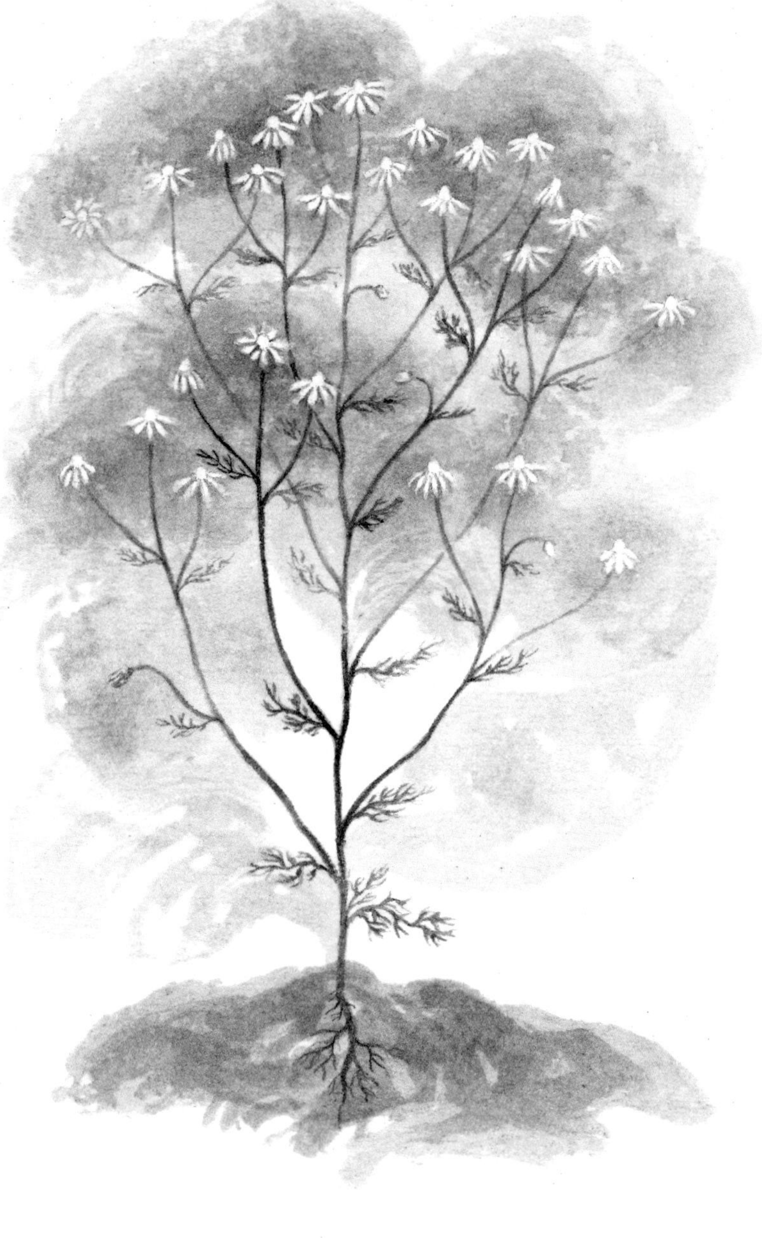

Kamille (Matricaria chamomilla)

Kamillen-Tee (Matricaria chamomilla)

Pflanzenbeschreibung

Früher galt die Kamille als Ackerunkraut, doch inzwischen ist sie leider selten geworden. Sie gedeiht am besten an trockenen und lichten Stellen in Äckern, an Wegrändern und im Ödland.

Sie verwurzelt sich nur wenig in der Erde und bildet rasch eine zarte und kleine, höchstens 50 cm hohe, reich verzweigte Pflanze. Ihre hellgrünen Blättchen sind in viele **fadenförmige Blattzipfel** aufgegliedert, sie scheinen nur aus Blattadern zu bestehen.

Um die Hochsommerzeit, von Juni bis August, erblühen die zahlreichen Korbblüten mit den **sonnenhaft gelben Köpfchen** und dem weißen Strahlenkranz. Beinahe sieht es aus, als ob jede Blüte sich mit ihrem spitz vorgewölbten, hohlen Köpfchen und den zurückgeschlagenen Blütenzungen noch ein Stückchen **näher der Sonne** entgegenstrecken möchte. Die Kamille nimmt diese Sonnenwärme auf und wandelt sie um in ein **blaues ätherisches Öl**, das Azulen, das sich in ihren Blüten findet und das einer ihrer wichtigsten Inhaltstoffe ist.

Bereits während der Blütezeit beginnen die untersten Blättchen gelblich-welk zu werden und abzufallen, und schon bald danach ist die gesamte Pflanze vertrocknet und verschwunden.

Mit ihren vielen feinen Seitenzweigen und den zahlreichen Blüten scheint sich eine Kamillenpflanze in ihren licht- und wärmedurchströmten Umkreis zu **versprühen** und sich ihm völlig hinzugeben. Sie macht einen blütenhaft-sonnigen, heiter-verspielten und schwerelos-leichten Eindruck.

Kamillenblüten **duften** süßlich, blumig-leicht, und ihr Geschmack ist rund und weich, er breitet sich im ganzen Mund aus, verflüchtigt sich jedoch rasch wieder.

Wirkung

Durch die von ihr so innig aufgenommene Wärme erhält die Kamille eine intensive, doch milde und beherrschte, sulfurische Kraft. So kann sie **tief durchwärmen** und dadurch krampflösend, schmerzstillend und blähungswidrig wirken, auch kann sie bei nervöser Unruhe und seelischer Erregung **beruhigen**. Sie hat wundheilungsfördernde und entzündungshemmende Kraft.

Nicht umsonst trägt diese Pflanze den Namen Mutterkraut; das lateinische Wort *mater* bedeutet Mutter. Sie hat etwas wohltuend Umhüllendes und Besänftigendes, dabei zutiefst Ordnendes und Heilendes.

Bauchkompresse

Anwendungsgebiete und Zeitpunkt

- Schmerzhafte Krämpfe im Magen-Darmbereich
- Magen-Darm-Grippe (Gastroenteritis)
- Nervöse Unruhe, besonders nachts
- Krampfartige Bauchschmerzen im Zusammenhang mit der beginnenden Menstruation
- Nicht näher bestimmbare Bauchbeschwerden mit dem Bedürfnis nach Wärme (z. B. einer Wärmflasche)
- Verstopfung, z. B. durch Darmträgheit
- Nervöse oder hyperaktive Kinder, Kinder mit Neigung zu Bauchbeschwerden. Während der Anwendungszeit (15–20 Minuten, 10 Minuten Nachruhe) dabeibleiben und evtl. eine Geschichte erzählen. Oft können diese Kinder dadurch zur Mittagsruhe kommen, evtl. sogar einschlafen.

Diese Kompresse wird möglichst bald nach den Mahlzeiten oder bei Auftreten der Beschwerden angelegt.

Kontraindikationen

- Akute Entzündungen im Bauchbereich
- Plötzlich auftretende Bauchschmerzen mit unklarer Ursache (z. B. Akutes Abdomen)
- Fieber mit unklarer Ursache
- Erste Menstruationstage, da eine heiße Anwendung auf dem Bauch die Blutung zu stark anregen kann
- Unverträglichkeit gegen Kamille
- Hautverletzungen und nässende oder entzündliche Hauterkrankungen im Bereich der Auflage.

Material

- 1 Teelöffel getrocknete Kamillenblüten, 300 ml frisches, kaltes Wasser
- Flache Schüssel
- Innentuch und Wringtuch
- Außentuch, das den Leib großzügig umschließt, mit Sicherheitsnadeln
- 1 heiße Wärmflasche, evtl. mit Stoffbezug.

Vorbereitung

(Eine ausführliche Beschreibung siehe Seite 21 ff.)

Das Wasser zum Kochen bringen und die Kamillenblüten damit übergießen, 2–4 Minuten zugedeckt ziehen lassen.

Das Innentuch auf ca. 20 × 30 cm zusammenlegen, rollen und in das Wringtuch einrollen.

Das Außentuch von den Seiten aus zur Mitte hin einrollen und mit der Wärmflasche vorwärmen.

Durchführung

Das Außentuch auf Rückenbreite ausrollen und hinter den sitzenden Patienten legen. Den Patienten zurückliegen lassen.

Das Innentuch in die Schüssel geben, mit dem Tee übergießen und kräftig auswringen.

Das Innentuch aus dem Wringtuch auspacken und **so heiß wie möglich** auf den Bauch legen, mit dem Außentuch rasch und gut anliegend bedecken und zusammenstecken. Die Wärmflasche auf die Kompresse legen.

Bei Bedarf ein Kissen oder eine Rolle unter die Knie geben.

Dauer

½ – ¾ Stunde

Nachbereitung

Die Tücher beim Patienten entfernen. Das Innentuch mit warmem Wasser auswaschen und auswringen, alle Tücher luftig zum Trocknen aufhängen.

Nachruhe

¼ – ½ Stunde

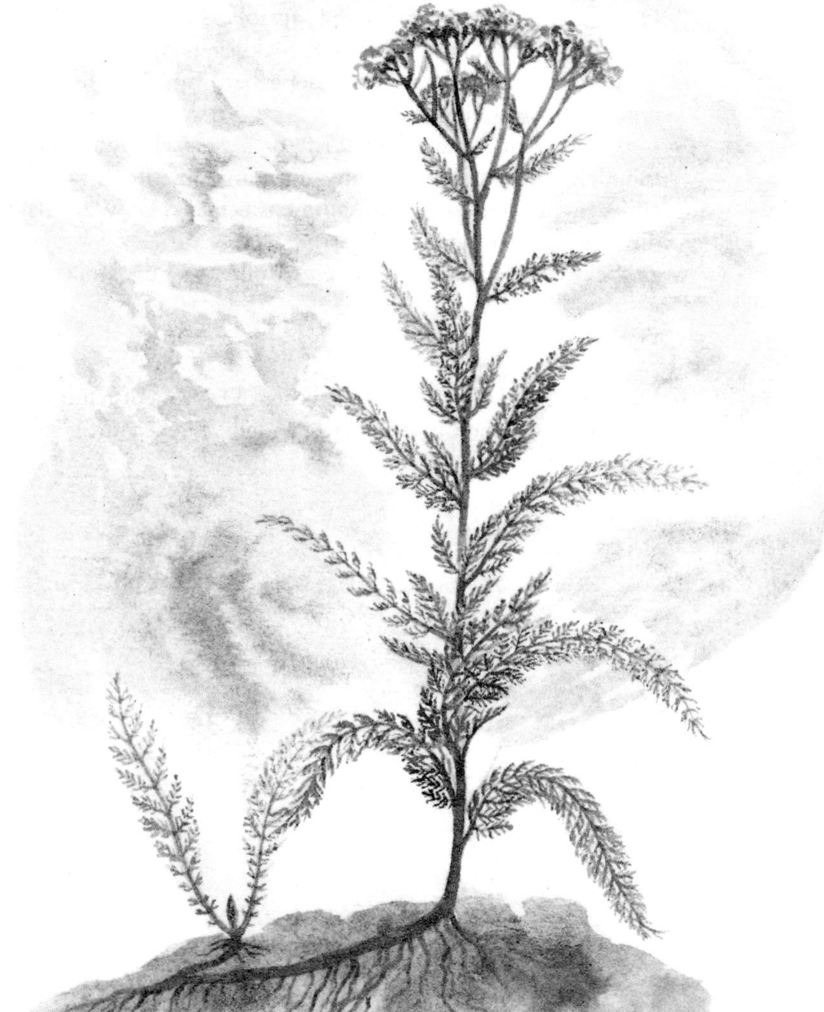

Schafgarbe (Achillea millefolium)

Schafgarben-Tee (Achillea millefolium)

Pflanzenbeschreibung

Die Schafgarbe ist häufig zu finden. Sie wächst auf Wiesen und Weiden, an Wegrändern und Bahndämmen und bevorzugt sonnige, trockene und karge Böden. Gegen Hitze und Kälte sowie Dürre ist sie sehr **widerstandsfähig**, jedoch erträgt sie nicht zu große Feuchtigkeit. Aus ihrem ausdauernden, festen Wurzelstock treibt sie **zahlreiche unterirdische Ausläufer**. Die jungen Pflanzen bestehen aus dunkelgrünen, festen und etwas rauen Blättern, deren unzähligen spitzen Fiederchen sie ihren Beinamen **Tausendblatt** (millefolium) verdankt.

Im zweiten Jahr treibt aus diesen Blättern der feste und zähe Blütenstiel bis zu 80 cm aufrecht empor. Er ist wenig verzweigt und trägt an seinem Ende die weißlichen oder schwach rosa gefärbten kleinen Korbblüten, die zusammen eine flache **Scheindolde** bilden. Die Schafgarbe blüht von Juni bis Oktober, oft setzt erst der Wintereinbruch ihrem Blühen ein Ende, und ihr vertrockneter Stiel kann noch lange in Frost und Schnee stehenbleiben.

Eine Schafgarbenpflanze macht einen **kräftigen und bodenständigen Eindruck**, sie wirkt sehr aufrecht und streng, gehalten und ausgeglichen.

Der Geruch der Blüten und des Krautes ist **würzig-herb** und aromatisch, etwas erdig-dunkel; der Tee schmeckt herb, bitter-aromatisch und zusammenziehend, er hinterlässt einen leicht strengen Nachgeschmack.

Sie enthält in Blüte und Blättern das **ätherische Öl Azulen**, das sich auch in der Kamillenblüte findet, dazu unter anderem Bitter- und Gerbstoffe sowie Kalisalze.

Rudolf Steiner bezeichnet sie in einem Vortrag vor Landwirten als «ein ganz besonderes Wunderwerk», das einen «in Begeisterung versetzt». Sie wirke bereits durch ihre Anwesenheit auf ihre Umgebung «schon außerordentlich wohltätig» und könne auch im menschlichen Organismus «wirklich alles ... was an einer Schwäche des astralischen Leibes liegt, ausbessern» (13. 6. 1924).

Wirkung

Die Schafgarbe hat sulfurisch-auflösende und salartig-strukturierende Kräfte in einem ausgewogenen **Gleichgewicht**.

Dadurch wirkt sie sowohl **durchwärmend**, krampflösend und blähungswidrig als auch tonisierend, zusammenziehend und kräftigend. Sie steigert die **Sekretion der Galle**, fördert die Verdauung und regt den Appetit an.

Leberkompresse

Anwendungsgebiete und Tageszeit

- Verdauungsschwäche, leichte Fettunverträglichkeit, Völlegefühl nach dem Essen, Appetitlosigkeit
- Zur Anregung der aufbauenden Lebertätigkeit, bei allgemeiner Erschöpfung, nach einer Belastung durch eine Antibiotikatherapie oder nach einer Operation
- Zur Unterstützung der Entgiftungsfunktion der Leber, z. B. während einer Chemotherapie, einer Entziehungskur oder begleitend zu einer Fastenkur
- Depressive Verstimmung.

Diese Kompresse wird meist möglichst bald nach dem Mittagessen angewendet.

Kontraindikationen

- Akute Entzündungen im Bauchbereich
- Plötzlich auftretende Bauchschmerzen mit unklarer Ursache (z. B. Akutes Abdomen)
- Fieber mit unklarer Ursache
- Evtl. Leberkarzinom oder -metastasen, falls nicht anders ärztlich verordnet
- Erste Menstruationstage, da eine heiße Anwendung auf dem Bauch die Blutung zu stark anregen kann
- Unverträglichkeit gegen Schafgarbe
- Hautverletzungen und nässende oder entzündliche Hauterkrankungen im Bereich der Kompresse.

Zu beachten

> Falls eine starke Müdigkeit und Schwere im Anschluss an die Nachruhe auftritt und dies wiederholt vorkommt, kann die Anwendungsdauer auf ¼ Stunde verkürzt werden.
> Oder die Kompresse wird ohne Wärmflasche angelegt und nach 10–20 Minuten entfernt, sobald sie unangenehm kühl wird. Dadurch wirkt nur ein kurzer erster Wärmeimpuls.

Material

- 1 Teelöffel Schafgarbenkraut, 300 ml frisches, kaltes Wasser
- Flache Schüssel
- Innentuch und Wringtuch
- Außentuch, das den Leib großzügig umschließt, Sicherheitsnadeln
- 1 heiße Wärmflasche, evtl. Stoffbezug.

Vorbereitung

(Eine ausführliche Beschreibung siehe Seite 21 ff.)

Das Wasser zum Kochen bringen und das Schafgarbenkraut damit übergießen, zugedeckt 3–5 Minuten ziehen lassen.

Das Innentuch auf ca. 20 × 30 cm zusammenlegen, rollen und in das Wringtuch einrollen.

Das Außentuch von den Seiten aus zur Mitte hin einrollen und mit der Wärmflasche vorwärmen.

Durchführung

Das Außentuch auf Rückenbreite ausrollen und hinter den sitzenden Patienten legen. Den Patienten zurückliegen lassen.

Das Innentuch in die Schüssel geben, mit dem Tee übergießen und kräftig auswringen. Aus dem Wringtuch auspacken und **so heiß wie möglich** auf die Lebergegend legen, mit dem Außentuch rasch und gut anliegend zudecken und zusammenstecken. Die Wärmflasche auf die Kompresse legen.

Dauer

½ – ¾ Stunde

Nachbereitung

Die Tücher beim Patienten entfernen. Das Innentuch mit warmem Wasser auswaschen und auswringen, alle Tücher luftig zum Trocknen aufhängen.

Nachruhe

¼ – ½ Stunde

Bauchkompresse oder Leibwickel mit Kümmel-Tee (Carum carvi)

Wirkung

Kümmelsamen enthalten reichlich ätherische und fette Öle, weiter Harze und Cumarine. Sie haben eine durchwärmende, krampflösende und **blähungstreibende** Wirkung und regen die Verdauungsdrüsen an.

Anwendungsgebiete und Tageszeit

- Blähungen (Meteorismus)
- Völlegefühl nach dem Essen
- Krämpfe im Magen-Darm-Trakt.

Diese Anwendungen werden nach den Mahlzeiten oder bei Auftreten der Beschwerden durchgeführt.

Bauchkompresse mit Wermut-Tee (Artemisia absinthium)

Wirkung

Wermut enthält sehr viele Bitterstoffe und wirkt dadurch stark zusammenziehend. Er regt die **Gallensekretion** und Verdauungstätigkeit an.

Anwendungsgebiete und Tageszeit

- Verdauungsträgheit
- Völlegefühl und Übelkeit nach dem Essen
- Zur Anregung der Tätigkeit des Darmes und der Verdauungsdrüsen, besonders der Galle und der Bauchspeicheldrüse (Pancreas)
- Magen-Darm-Grippe (Gastroenteritis)
- Beginnende Migräne mit Übelkeit und Erbrechen.

Diese Kompresse wird meist möglichst bald nach dem Mittagessen angewendet.

Bauchkompresse mit Wermut- und Kamillen-Tee

Anwendungsgebiete und Wirkung

Die Anwendungsgebiete sind ähnlich wie bei einer Wermutkompresse. Hier kommt zu der anregenden, tonisierenden Wirkung des Wermuts noch die wärmende und lösende Kamille-Wirkung hinzu.

Weißkohl (Brassica oleracea)

Frische Weißkohl-Blätter werden über mehrere Stunden aufgelegt. Es können auch **Wirsing-Blätter** verwendet werden.

Wirkung

Weißkohl wirkt **kühlend und beruhigend** auf schmerzhafte, entzündliche Prozesse. Bei empfindungslos verlaufenden Wunden kann er durch eine Wund-Aktivierung jedoch auch schmerzverursachend wirken. **Verhärtete Wunden** werden aufgeweicht, Nekrosen können sich lösen und Wundsekret fließt ab. Nach dieser Wundreinigung kann eine gute Wundheilung stattfinden.

Wickel um Gelenke oder Kompresse auf eine Wunde

Anwendungsgebiete

- Entzündliche, geschwollene Gelenke, z. B. Arthritis, Rheuma
- Schlecht heilende, nekrotische und belegte Wunden.

Zu beachten

> Kohlblätter sollten bei einer offenen Wunde **nur in das Wundgebiet** eingebracht werden. Den Wundrand nicht mit Kohl bedecken, da er sonst zu sehr aufgeweicht wird.

Material

- Kohlkopf
- Scharfes Küchenmesser
- Kunststofftablett
- Glasflasche
- Evtl. Wärmflasche, warm oder heiß, kleiner Plastikbeutel zum Schutz
- Außentuch und Sicherheitsnadeln, evtl. elastische Binde
- Evtl. ein neutrales Öl.

Vorbereitung

Einige saftig-grüne Kohlblätter vom Kopf entfernen, in lauwarmem Wasser waschen und trockentupfen. Den vorstehenden Teil der Blattrippe herausschneiden. Die Blätter mit der Flasche auf dem Kunststoffbrett weichwalken. Bei Bedarf die Blätter auf der Wärmflasche etwas anwärmen.

Durchführung

Die Kohlblätter auf die entsprechende Körperstelle auflegen, mit dem Tuch und evtl. einer Binde gut anliegend fixieren.

Dauer

Bis zu 12 Stunden, wenn es vom Patienten als angenehm erlebt wird.

Nachbereitung

Den Kohlkopf in einem Plastikbeutel bei Zimmertemperatur aufbewahren, nicht im Kühlschrank; erfahrungsgemäß wirkt er so besser.

Die verwendeten Kohlblätter wegwerfen.

Bei sehr empfindlichen Patienten die Haut nach dem Abnehmen mit warmem Wasser abwaschen und trockentupfen. Je nach Hautverhältnissen ein neutrales Öl auftragen.

Nachruhe

Je nach Indikation und Situation des Patienten.

Zitrone (Citrus limonum)

Pflanzen-beschreibung

Bereits der **aromatische Geruch** einer aufgeschnittenen Zitrone lässt uns das Wasser im Munde zusammenfließen, und die **erfrischenden Zitrusöle** sind als Zusatz in vielen Pflegeartikeln und Duftstoffen, Speisen und Getränken enthalten. Um diese aromatischen Qualitäten ausbilden zu können, benötigt die Zitrone viel Licht und Wärme, so dass sie nördlich der Alpen nicht gedeihen kann.

In ihrer Heimat, dem sonnigen Mittelmeerraum, bildet sie einen kräftigen, 5 – 7 m hohen Baum, der **das ganze Jahr** hindurch Blätter, Blüten und Früchte trägt. Seine dornigen Zweige sind dicht belaubt mit einfach geformten, ledrig-festen Blättern, die beim Zerreiben einen aromatischen Geruch verströmen. Aus den weißen, betörend **süß duftenden Blüten** reifen innerhalb eines halben Jahres die saftreichen Früchte. Im Gegensatz zu den meisten anderen subtropischen Früchten besitzen Citrusfrüchte kein weiches und wässriges Fruchtfleisch, sondern ihr **Saft** ist in länglichen, eng aneinanderliegenden Fruchtfasern eingeschlossen. Diese sind durch dünne Häute in einzelne Schnitze unterteilt und strahlig zum Mittelpunkt hin angeordnet.

Eine Zitrone bleibt immer **sauer**. Trotz der intensiven Sonne wird ihre Säure nicht wie bei anderen Früchten bei der Reife in Zucker umgewandelt. Sie fällt in diesem **«unreifen» Zustand** vom Baum, und ohne je überreif und faulend zu werden, kann sie noch lange Zeit saftig bleiben, da sie durch ihre lederartige Schale vor einem Austrocknen geschützt ist.

Zitronensaft enthält außer verschiedenen Fruchtsäuren etwas Fruchtzucker, Vitamin C, Schleimstoffe und Kalium.

Neben der verflüchtigenden Tendenz des Blütenduftes besitzt die Zitrone eine zusammenfassende, **zum Mittelpunkt hin wirkende Kraft**. Diese zeigt sich in der Anordnung der Fruchtfasern und -schnitze zur Mitte hin, und auch die Saftfasern wachsen während der Fruchtbildung von der Schale ausgehend nach innen. Selbst die ätherischen Öle, die reichlich in den Ölbeuteln der grobporigen Schale eingeschlossen sind, werden zurückgehalten und verströmen erst beim Anritzen der Schale. Diese zurückgehaltene Kraft zeigt sich auch in der unreif bleibenden Frucht.

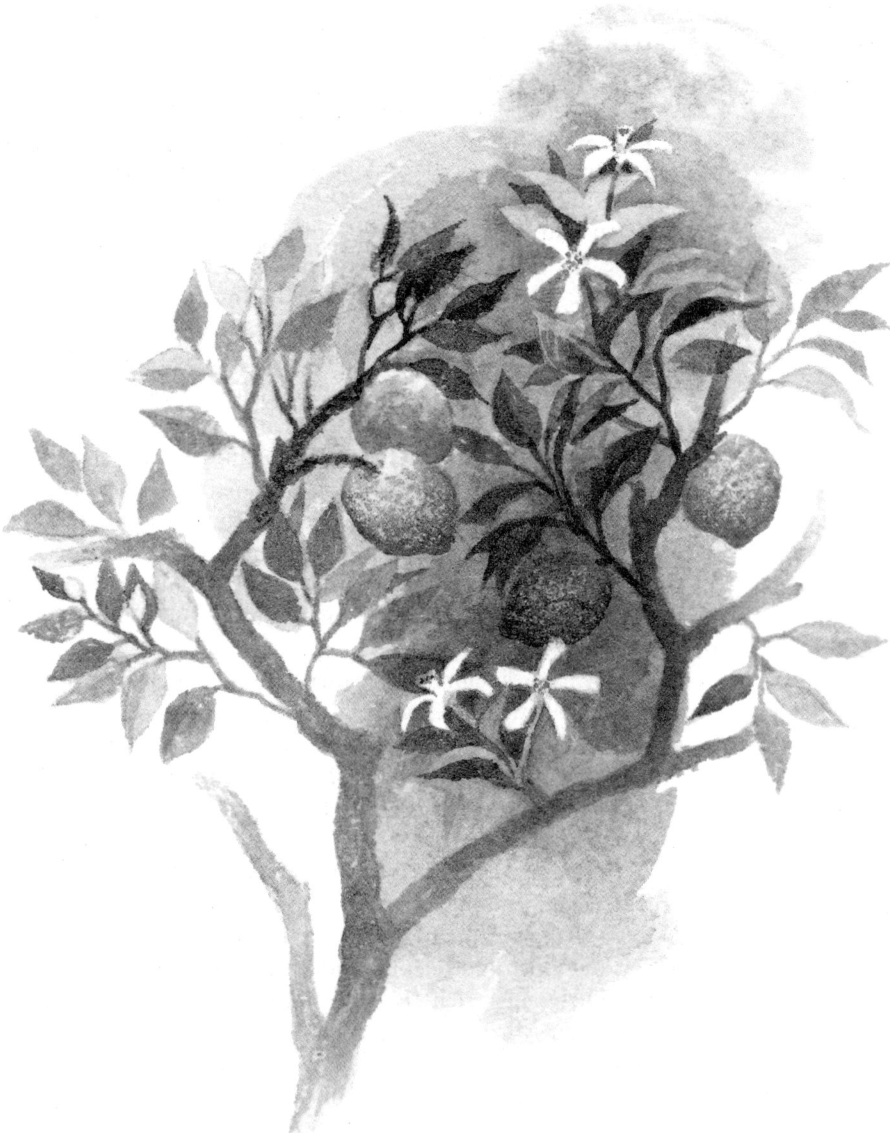

Zitrone (Citrus limonum)

Wirkung

Die Zitrone wirkt durch die in ihr enthaltene Säure **stark zusammenziehend**, dadurch sekretionsanregend, gewebestraffend und erfrischend. Durch die ätherischen Öle hat sie eine antibakterielle und **entzündungshemmende Wirkung**; der fruchtig-frische Duft des Zitrusöles weckt und belebt.

In der Zitrone sind «gestaltende, von außen nach innen wirkende Kräfte besonders tätig» (R. Steiner / I. Wegman, Grundlegendes für eine Erweiterung der Heilkunst nach geisteswissenschaftlichen Erkenntnissen). Dadurch kann sie **strukturierend wirken** auf überschießende Stoffwechselkräfte bei einer Entzündung oder bei einem gestauten, ungeformten Wasserorganismus.

Zu beachten

Eine Zitronenanwendung kann die **Haut reizen** und wird nicht von allen Patienten ertragen. Bei Juckreiz oder Brennen muss die Behandlung abgebrochen werden.

Zubereitung eines Zitronenwassers

Eine **unbehandelte Zitrone** unter heißem Wasser abwaschen, um Verschmutzungen und Wachse zu entfernen, mit denen sie vielleicht vor dem Transport behandelt wurde.

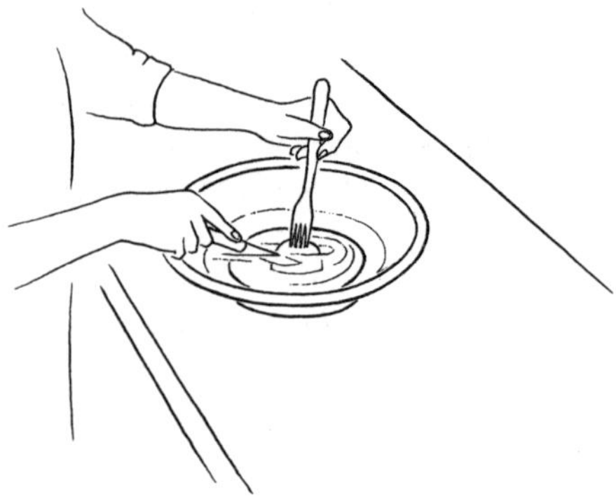

Die Zitrone in eine Schüssel mit Wasser geben, halbieren und die Schale mit einem scharfen Messer mehrmals einritzen, damit die ätherischen Öle frei werden können; sie verteilen sich in dem Wasser.

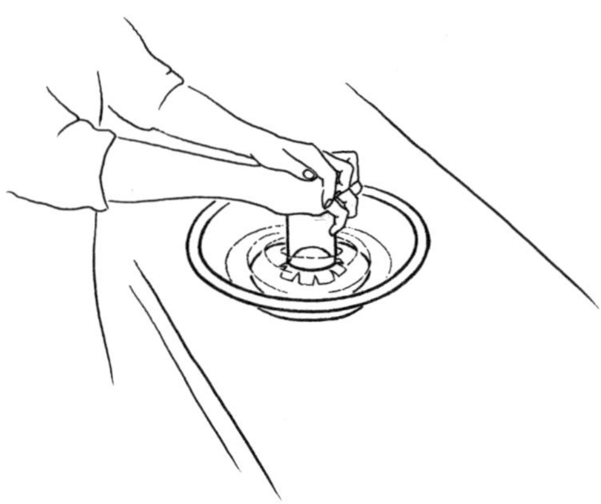

Die Zitrone vom Rand her strahlenförmig einschneiden und in dem Wasser zerdrücken.
Bei der Verwendung von heißem Wasser für eine heiße Anwendung die Zitrone dabei mit einem Glas zerdrücken.

Zu beachten

> Da die ätherischen Öle sich **rasch verflüchtigen**, wird das Zitronenwasser erst unmittelbar vor der Verwendung zubereitet, am besten in der Nähe des Patienten, damit er die ätherischen Öle in der Atemluft aufnehmen kann.

Falls **keine unbehandelte Zitrone** vorhanden ist, den ausgepressten Saft einer halben Zitrone verwenden.

Ein **Zitronen-Badezusatz** ist nur bedingt geeignet, da bei seiner Herstellung eine Seife zum Emulgieren verwendet wird.

Für fiebersenkende Wadenwickel kann als Ersatz **reiner Apfelessig** genommen werden.

Brustwickel mit Zitronenwasser

Dieser heiße Brustwickel wird am besten **zu zweit** angelegt, da die große und relativ dünne Fläche des feuchten Innentuches sehr schnell auskühlt und deshalb so rasch wie möglich mit dem Außentuch überdeckt werden muss. Eine gute Vorbereitung und rasche Durchführung sind sehr wichtig.

Wirkung

Dieser Wickel bewirkt eine **Wärmeentlastung**.

Die Zitrone wirkt strukturierend und damit hemmend auf Entzündungsvorgänge in der Lunge, die mit Wasser- und Schleimansammlung verbunden sind.

Anwendungsgebiete

- Lungenentzündung (Pneumonie) oder Bronchitis.

Dieser Wickel wird im Allgemeinen nur bei **hochfiebrigen Patienten** angewendet; es werden deshalb keine Wärmflaschen verwendet.

Zu beachten

> Der Patient muss während des Wickels gut beobachtet werden auf etwaige Anzeichen eines Unwohlseins. Er soll weder schwitzen noch frieren und darf sich durch den Wickel nicht beengt oder gestaut fühlen. Oft ist er danach sehr müde und möchte schlafen.

Kontraindikationen

- Unverträglichkeit gegen Zitrone
- Hautverletzungen, nässende oder entzündliche Hauterkrankungen im Bereich des Wickels.

Material

- 1 Zitrone, ½ l sehr heißes Wasser, 75–80° C
- Flache Schüssel
- Gabel, scharfes Messer, Glas
- Innentuch und Wringtuch
- Außentuch, das den Oberkörper großzügig umschließt, Sicherheitsnadeln.

Vorbereitung

(Eine ausführliche Beschreibung siehe Seite 26 ff.)

Das Innentuch in der passenden Breite zusammenlegen, von den Seiten aus zur Mitte hin einrollen und in das Wringtuch einrollen. Das Außentuch ebenfalls von den Seiten aus zur Mitte hin einrollen und mit der Wärmflasche vorwärmen.

Durchführung

Das Zitronenwasser zubereiten (siehe Seite 162 f.).

Das Außentuch auf Rückenbreite ausrollen und hinter den sitzenden Patienten legen.

Das Innentuch in die Schüssel mit dem Zitronenwasser geben, damit tränken und kräftig auswringen. Aus dem Wringtuch auspacken, auf Rückenbreite ausrollen und dieses ausgerollte Stück zusammen mit dem Außentuch möglichst heiß auf die Rückenpartie auflegen. Den Patienten zurückliegen lassen.

Wenn **zwei Personen** wickeln, stehen sie rechts und links vom Patienten, rollen gleichzeitig beide Seiten des Innentuches ganz aus und legen es so heiß wie möglich über Flanken und Brust, bedecken es rasch und gut anliegend mit dem Außentuch und stecken es zusammen.

Wenn nur **eine Person** wickelt, das Innentuch an einer Seite vollständig ausrollen, so heiß wie möglich auflegen und sofort mit dem Außentuch bedecken. Mit der anderen Seite entsprechend verfahren. Das Außentuch gut anliegend zusammenstecken.

Falls Wärmflaschen benötigt werden, diese nur in Körperwärme neben die Flanken des Patienten ins Bett legen. Wärmflaschen auf dem Brustbereich können zu Atembeklemmung und Hitzestau im Kopf führen.

Dauer

½ – ¾ Stunde

Nachbereitung

Die Tücher entfernen. Das Innentuch mit warmem Wasser auswaschen und auswringen, alle Tücher luftig zum Trocknen aufhängen.

Nachruhe

¼ – ½ Stunde

Wadenwickel (Fieberwickel) mit Zitronenwasser

Die Innentücher werden mit Zitronenwasser getränkt, das etwa **2–3° C unter der Temperatur des Patienten** liegt, um die Waden – einschließlich der Füße – gewickelt und mit Außentüchern umwickelt.

Da ein großer und rascher Temperaturabfall für den Patienten belastend ist und außerdem oft danach die Temperatur wieder ansteigt, verwenden wir auch für diese Wickel Wolltücher.

Wirkung

Durch diese kühlen Wickel wird eine Wärmeentlastung bewirkt. Das Ziel ist keine große Temperatursenkung. Oft genügt bereits eine Senkung um 0,2–0,3° C, um **dem Fieber die «Spitze» zu nehmen**, so dass der Patient seinen Fieberzustand besser ertragen kann.

Die Zitrone wirkt gestaltend auf den durch das Fieber gestauten Wasserorganismus (dies zeigt sich in dem etwas aufgedunsenen Gesicht eines Fieberpatienten), außerdem erfrischend und antibakteriell.

Anwendungsgebiet

- Hohes Fieber und dadurch verursachte Kopfschmerzen mit einer Bewusstseinstrübung bis hin zu Phantasieren.

Der Zeitpunkt, wann wir mit dieser fiebersenkenden Maßnahme beginnen, wird im Allgemeinen mit dem Arzt abgesprochen. Er ist abhängig vom Allgemeinbefinden des Patienten und seiner Grunderkrankung sowie davon, wie stark er unter seinem momentanen Fieberzustand leidet.

Oft beginnen wir, wenn das Fieber über 39,5° C ansteigt.

Zu beachten

Wadenwickel dürfen **niemals bei kühlen Füßen** gemacht werden, da sich das Fieber dadurch noch weiter zentralisieren würde und auch keine Wärme abgeleitet werden könnte. In diesem Fall müssen zuerst die Füße gewärmt werden, z. B. mit einer Wärmflasche, einer Einreibung oder einem warmen Fußbad. Dadurch kann sich die Wärme besser im Körper verteilen und es kommt oft schon zu einer Temperatursenkung.
Während der Behandlung muss der **Patient gut beobachtet** werden auf etwaiges Schwitzen, Veränderung der Gesichtsfarbe oder seines Bewusstseinszustandes. Falls sich der Zustand nicht bessert und das Fieber weiter ansteigt, müssen evtl. andere fiebersenkende Maßnahmen ergriffen werden.
Je nach Situation und Zustand des Patienten ist für diese Wickel ein **Helfer** nötig, der die Beine des Patienten hochhält.

Kontraindikationen

- Unverträglichkeit gegen Zitrone
- Hautverletzungen, evtl. nässende oder entzündliche Hauterkrankungen an den Beinen.

Material

- 1 Zitrone, ½ – ¾ l Wasser
- Flache Schüssel
- Scharfes Messer
- 4 Innentücher, bei Kindern evtl. Baumwollsocken
- 2 Außentücher, Sicherheitsnadeln, bei Kindern eventuell große Wollsocken oder -strümpfe
- Bettschutz.

Vorbereitung

Vor Beginn der Wadenwickel nochmals die **Temperatur** des Patienten kontrollieren.

Alle Innentücher auf etwa 15 – 20 cm Breite zusammenlegen und aufrollen. Die Außentücher ebenfalls aufrollen.

Durchführung

Das Zitronenwasser zubereiten (siehe Seite 162 f.).

Den Bettschutz unter die Beine legen.

Ein Innentuch in dem Zitronenwasser tränken und kräftig auswringen. Das erste Bein bei den Zehen beginnend bis zum Knie wickeln. Da das feuchte und relativ dünne Innentuch rasch abkühlt, muss es möglichst schnell mit dem Außentuch bedeckt werden. Dabei «offenstehende Falten» vermeiden, da diese wie kalte Luftlöcher wirken. Darauf achten, dass das Außentuch glatt anliegt, ohne dicke Falten, die drücken könnten, wenn der Patient aufliegt.

Eine genauere Beschreibung zur Wickeltechnik bei Beinwickeln siehe Seite 61 f.

Die Beine mit einer dünnen Decke zudecken.

Nach 10–15 Minuten die Tücher entfernen, die Innentücher sind nach dieser Zeit meist **getrocknet**.

Das Zitronenwasser evtl. mit frischem Wasser und evtl. nochmals einer halben Zitrone ergänzen.

Die zwei nächsten Innentücher darin tränken und, wie oben beschrieben, die Beine damit wickeln.

Die Innentücher nach dem Abnehmen jedes Mal mit warmem Wasser ausspülen und auswringen.

Die Tücher für eine nächste Wickelrunde wieder aufrollen.

Die Wadenwickel werden – je nach Situation des Patienten – insgesamt etwa 3-mal angelegt.

Gesamte Dauer

Etwa 1 Stunde.

Wenn der Patient in dieser Zeit einschläft, ist dies ein gutes Zeichen für die Wickel-Wirkung. Den Patienten – auch mit angelegten Wadenwickeln – weiterschlafen lassen.

Nachbereitung

Die Tücher und den Bettschutz entfernen und alle Tücher luftig zum Trocknen aufhängen.

Ca. ½ Stunde nach Beendigung der Wickel die **Temperatur nochmals kontrollieren**.

Halswickel mit Zitronenwasser

Wirkung

Entzündungshemmend und – je nach Art der Beschwerden und Temperatur des Halswickels – durch Wärme lindernd und beruhigend oder durch Kälte kühlend und abschwellend.

Temperatur

So heiß wie möglich oder kalt. Gerade bei Halswickeln kann der Patient oft aus eigenem Erleben selbst sehr gut beurteilen, ob ihm ein heißer oder kühler Wickel besser hilft.

Heißer Halswickel

Anwendungsgebiet

- Halsentzündung mit Brennen und Schluckschmerzen (Pharyngitis, Laryngitis oder Tonsillitis)
- Beginnende Halsentzündung mit gereiztem Hals.

Kühler Halswickel

Anwendungsgebiet

- Halsentzündung mit Schluckschmerzen und starker Schwellung, z. B. Mandelentzündung (Tonsillitis) oder Pfeiffersches Drüsenfieber.

Alle Halswickel

Kontraindikationen

- Unverträglichkeit gegen Zitrone
- Hautverletzungen, nässende oder entzündliche Hauterkrankungen am Hals.

Material

- ½ Zitrone, 300 ml Wasser, kühl oder heiß
- Flache Schüssel
- Scharfes Messer
- Innentuch, etwa doppelt so lang wie der Halsumfang
- Außentuch, etwa 15–20 cm breit, in 2- bis 3-fachem Halsumfang, Sicherheitsnadeln
- Bei einem heißen Wickel zusätzlich Gabel und Glas sowie ein Wringtuch.

Vorbereitung

(Eine ausführliche Beschreibung siehe Seite 21 ff.)

Das Innentuch auf etwa 10 cm Breite falten und aufrollen, für einen heißen Wickel in das Wringtuch einrollen. Das Außentuch aufrollen.

Durchführung

Das Zitronenwasser zubereiten (siehe Seite 162 f.).

Das Innentuch darin tränken, kräftig auswringen und dem Patienten rasch um den Hals legen. Mit dem Außentuch glatt umschließen und zusammenstecken.

Dauer

½ – ¾ Stunde, solange er vom Patienten als angenehm empfunden wird.

Nachbereitung

Die Tücher entfernen. Das Innentuch mit warmem Wasser auswaschen und auswringen, alle Tücher luftig zum Trocknen aufhängen.

Danach den Hals mit einem dünnen Schal oder Seidentuch noch einige Stunden vor Zugluft schützen.

Nachruhe

¼ – ½ Stunde

Halswickel mit Zitronenscheiben

Hierbei werden Zitronenscheiben in Mullkompressen oder ein dünnes Tuch eingepackt und über mehrere Stunden aufgelegt.

Wirkung

Entzündungshemmend und angenehm kühlend.

Anwendungsgebiet

- Halsentzündung mit Schluckschmerzen und Brennen im Hals, starker Schwellung.

Kontraindikationen

- Unverträglichkeit gegen Zitrone
- Hautverletzungen und nässende oder entzündliche Hauterkrankungen im Bereich des Wickels.

Zu beachten

Diese Art der Anwendung ist besonders hautreizend.

Material

- 1 Zitrone
- Scharfes Messer und Brettchen
- Innentuch, ca. 20 cm breit und etwas länger als der Halsumfang (ca. 60 cm)
- Außentuch, ca. 20 cm breit, doppelte Länge wie der Halsumfang, Sicherheitsnadeln.

Vorbereitung

Die Zitrone in ½ **cm dicke Scheiben** schneiden. Die Scheiben in einer Reihe nebeneinander auf das Baumwolltuch legen und von allen Seiten zudecken, so dass ein Päckchen entsteht. Mit der Hand leicht auf die Scheiben drücken, damit der Zitronensaft das Tuch anfeuchtet.

Das Außentuch aufrollen.

Durchführung

Das Innentuch mit den Zitronenscheiben um den Hals legen, mit dem Außentuch bedecken und zusammenstecken.

Dauer

1 Stunde oder länger.

Es soll für den Patienten angenehm sein, ansonsten entfernen.

Nachbereitung

Nach dem Entfernen des Halswickels den Hals noch für 1 – 2 Stunden mit einem dünnen Schal vor Zugluft und Kälte schützen.

Die Zitronenscheiben wegwerfen.

Das Innentuch mit warmem Wasser auswaschen und auswringen, alle Tücher luftig zum Trocknen aufhängen.

Nachruhe

¼ – ½ Stunde

Zwiebel (Allium cepa)

Frische Küchenzwiebeln werden kleingeschnitten, in eine Mullkompresse oder ein dünnes Tuch eingepackt und über mehrere Stunden aufgelegt.

Wirkung

Die Zwiebel enthält starke sulfurische Kräfte und Formkräfte in einem ausgewogenen Verhältnis. Dadurch kann sie sowohl ins Stocken geratene **chronische Entzündungsprozesse «anfeuern»** und z. B. schleimlösend wirken als auch **zu starke Entzündungsprozesse hemmen** und so abschwellend und schmerzlindernd wirken.

Zur Nachbehandlung, bei weniger akuten Prozessen oder starker Abneigung gegen Zwiebelgeruch kann eine **Zwiebelsalbe** verwendet werden.

Kompresse auf das Ohr, Brustkompresse oder -wickel, Kompresse oder Wickel auf entzündete Stellen

Kompresse auf das Ohr

Anwendungsgebiet

- Akute Mittelohrentzündung.

Dabei ist wichtig, dass das «Päckchen» nicht nur den Bereich über der Ohrmuschel bedeckt, sondern bereits an der Schläfe ansetzt und um die Muschel herum über den dahinterliegenden Knochen bis zum Haaransatz reicht. Diese Kompresse wirkt oft **rasch schmerzlindernd** und kann deshalb bei Kindern in der Nacht sehr hilfreich sein.

Brustkompresse oder -wickel

Anwendungsgebiet

- Bronchitis mit starkem Husten und festsitzendem Schleim.

Kompresse oder Wickel auf entzündete Stellen

Anwendungsgebiete

- Akutes Rheuma, Schleimbeutelentzündung
- Akut schmerzendes Überbein
- Sehnenscheidenentzündung.

Alle Zwiebel-Anwendungen

Kontraindikationen

- Antipathie, Unverträglichkeit gegenüber Zwiebelduft, auch von Seiten der Mitbewohner
- Hautverletzungen und nässende oder entzündliche Hauterkrankungen im Bereich der Auflage.

Material

- Küchenzwiebel, 1 kleine oder ½ große Zwiebel genügt für ein «Päckchen» auf das Ohr
- Kunststoffbrett, scharfes Küchenmesser
- Große Mullkompressen, Mullgaze oder dünnes Tuch, Klebestreifen
- Watte oder Wolle zum Abdecken
- Evtl. Wärmflasche und kleiner Plastikbeutel zum Abdecken
- Zum Befestigen: Außentuch und Sicherheitsnadeln, elastische Binde, für eine Ohrauflage eine alte Mütze, Stirnband oder Netzverband.

Vorbereitung

Die Zwiebel kleinschneiden und 1 cm dick auf eine ausgebreitete Mullkompresse oder ein dünnes Tuch in der gewünschten Auflagegröße geben. Von den Seiten her einschlagen und gut zusammenkleben, so dass nichts herausfallen kann.

Bei fiebrigen Patienten oder besonders kälteempfindlichen Körperstellen kann das «Zwiebelpäckchen» in dem Plastikbeutel einige Zeit auf die Wärmflasche gelegt und etwas angewärmt werden.

Durchführung

Das «Zwiebelpäckchen» auf die entsprechende Körperstelle legen, mit einer dicken Schicht Watte oder Wolle bedecken und gut befestigen.

Dauer

Mehrere Stunden, evtl. auch über Nacht.

Die Zwiebel entwickelt in dieser Zeit einen intensiven Geruch, der nicht von allen Patienten und Mitbeteiligten ertragen wird.

Nachbereitung

Das Brettchen und Messer gut abwaschen.

Das Zwiebelpäckchen nach dem Entfernen wegwerfen.

Die Haut mit einem Tuch noch einige Stunden vor Kälte und Zugluft schützen.

Nachruhe

¼ – ½ Stunde

Sachregister und Indikationen

Literatur

W. Bühler: *Der Leib als Instrument der Seele.* Verlag Freies Geistesleben, Stuttgart 1993.

A. Camps, A. v. d. Star: *Menschenkundliche Grundlagen zur Qualität in der Krankenpflege.* Urachhaus, Stuttgart 1993.

A. G. Degenaar (Herausgeber): *Krankheitsfälle besprochen mit Dr. Rudolf Steiner.* Gesammelt im Klinisch-Therapeutischen Institut in Stuttgart.

G. Grohmann: *Die Pflanze als Lichtsinnesorgan der Erde.* Verlag Freies Geistesleben, Stuttgart 1962.

G. Grohmann: *Botanische Beiträge und Erläuterungen.* Novalis Verlag.

R. Heine (Herausgeber): *Ingwerstudie – Praxisintegrierte Studie zur Darstellung der Frühwirkungen von Ingwer als äußere Anwendung.* Verband anthroposophisch orientierter Pflegeberufe e.V., Roggenstraße 82, D–70794 Filderstadt, E-mail @anthro-pflegeberufe.de

W. Holtzapfel: *Im Kraftfeld der Organe.* Verlag am Goetheanum, Dornach 1990.

F. Husemann: *Das Bild des Menschen als Grundlage der Heilkunst.* Verlag Freies Geistesleben, Stuttgart 1979.

W. Pelikan: *Heilpflanzenkunde, Band 1–3.* Philosophisch-Anthroposophischer Verlag am Goetheanum, Dornach 1988.

Monika Fingado

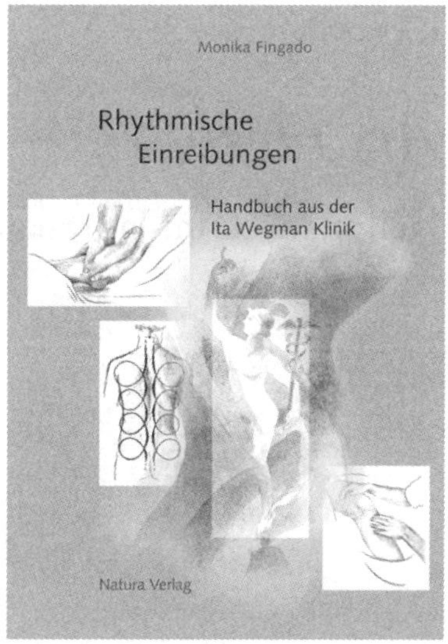

Rhythmische Einreibungen

Handbuch aus der Ita Wegman Klinik

Die rhythmischen Einreibungen nach Wegman / Hauschka, wie sie in der Ita Wegman Klinik in Arlesheim durchgeführt werden, mit jeweils einigen typischen Anwendungsbeispielen: also ein Buch aus der Praxis für die Praxis. Wer noch keine Erfahrungen mit diesen Einreibungen hat, erhält einen fundierten Einblick in diese Behandlungsmethode. Wer bereits damit vertraut ist, kann das Gelernte vertiefen und sich am besten gemeinsam mit andern neue Einreibungen erarbeiten. Es werden u. a. behandelt die verschiedenen Einreibungen: Waden, Knie, Oberschenkel, Füße, Arme, Hände, Schultern, Rücken, Nacken sowie die Einreibungen bei Asthma und Atemproblemen, die Brust- und Baucheinreibungen, der Dickdarmabstrich, die Ganzeinreibung, die sogenannte Pentagrammeinreibung u. a. m. Sachregister – Literangaben – Adressen.

144 Seiten | kartoniert | ISBN 978-3-7235-1160-2

Verlag am Goetheanum

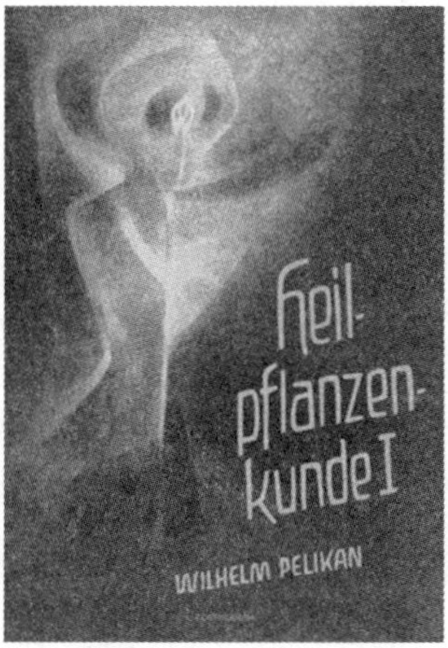

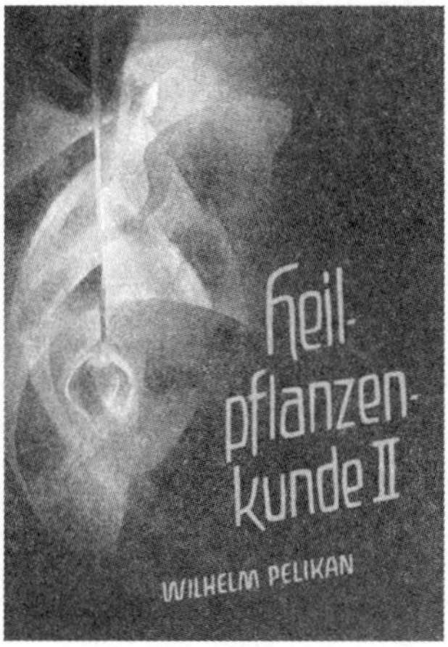

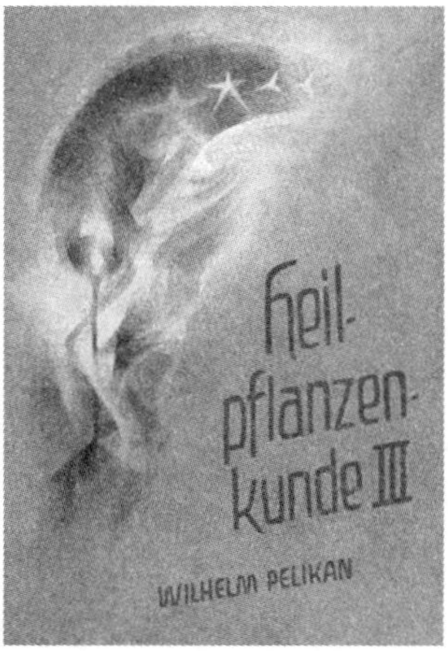

Wilhelm Pelikan

Heilpflanzenkunde | Band I – III

Der Mensch und die Heilpflanzen

Der nun bereits in 8. Aufl. erscheinende Klassiker der Heilpflanzenkunde entwickelt eine auf der anthroposophisch orientierten Medizin basierende Betrachtungsweise des Zusammenhangs zwischen Mensch und Pflanzenwelt. Pelikan geht dabei in drei Schritten vor: Der erste Band entwickelt das Phänomen der Dreigliederung der mineralischen, pflanzlichen, tierischen und der menschlichen Leibesorganisation. Der zweite Band ist der in allem Lebendigen anwesenden Welt der ätherischen Bildekräfte gewidmet, während der dritte Band den Weg von den ätherischen Bildekräften zu den ihr Innensein darstellenden Bildekräftewesen, der Welt der Elementarwesen, aufzeigt. Das Werk vermittelt eine Darstellung der therapeutischen Wirkungsweisen von rund 400 Heilpflanzen mit zahlreichen Zeichnungen von Walther Roggenkamp. Für Ärzte, Pharmazeuten, Therapeuten, Biologen und Lehrer eine unverzichtbare Grundlage.

3 Bände | 889 Seiten | kartoniert | ISBN 978-3-7235-1066-7